超《ちょう》絵《え》解《かい》本《ぼん》

絵《え》と図《ず》でよくわかる
心《こころ》の病《やまい》

悩《なや》みの多《おお》い現代《げんだい》に必須《ひっす》の知識《ちしき》

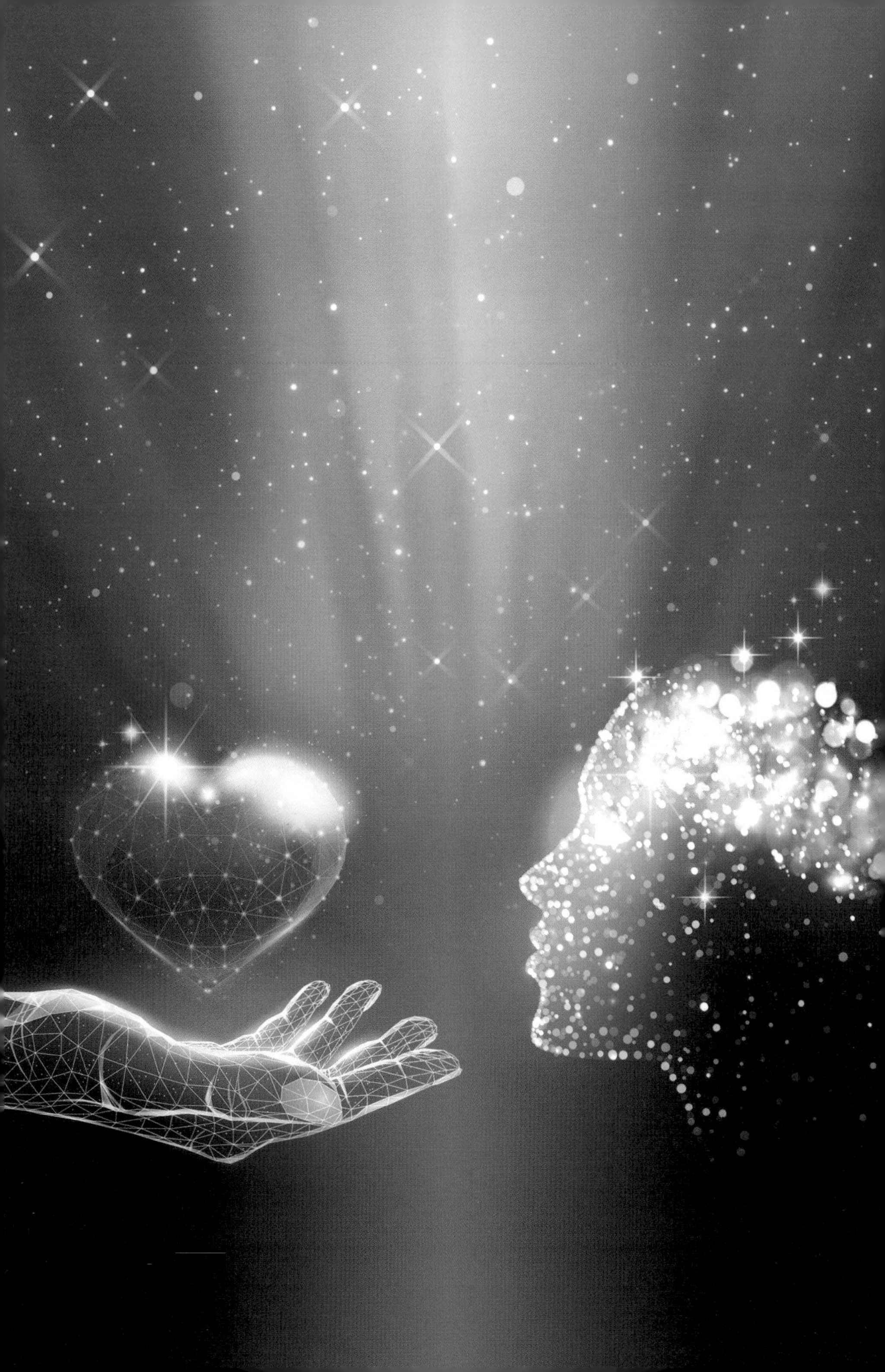

はじめに

最近《さいきん》，これまでとはちがう気分《きぶん》や感覚《かんかく》がつづいている，
昔《むかし》から「変《か》わった人《ひと》」だといわれることが多《おお》い，
仕事《しごと》や勉強《べんきょう》が手《て》につかないほど，のめりこんでいるものがある……。
これらが気持《きも》ちや性格《せいかく》によるものなのか，
それとも「心《こころ》の病《やまい》」なのか，気《き》になる人《ひと》も多《おお》いでしょう。

私《わたし》たちの心《こころ》（精神《せいしん》）は複雑《ふくざつ》なうえに，とても繊細《せんさい》です。
「ストレス社会《しゃかい》」といわれる昨今《さっこん》，
子供《こども》から大人《おとな》まで，心《こころ》を病《や》んでしまう可能性《かのうせい》をだれもが抱《かか》えています。

長年《ながねん》の研究《けんきゅう》により，心《こころ》の病《やまい》がおきるしくみや治療方法《ちりょうほうほう》は，
徐々《じょじょ》に解明《かいめい》されてきました。

この本《ほん》では，心《こころ》が原因《げんいん》とされるさまざまな病気《びょうき》について，
症状《しょうじょう》の見分《みわ》け方《かた》から治療法《ちりょうほう》までを，わかりやすく紹介《しょうかい》していきます。
正《ただ》しい知識《ちしき》やよりよい対処法《たいしょほう》を身《み》につけましょう。

2 身近《みぢか》にひそむ「依存症《いぞんしょう》」

3 「発達障害《はったつしょうがい》」とは何《なに》か?

4 心《こころ》の病《やまい》はたくさんある

5 心《こころ》の病《やまい》の治療方法《ちりょうほうほう》

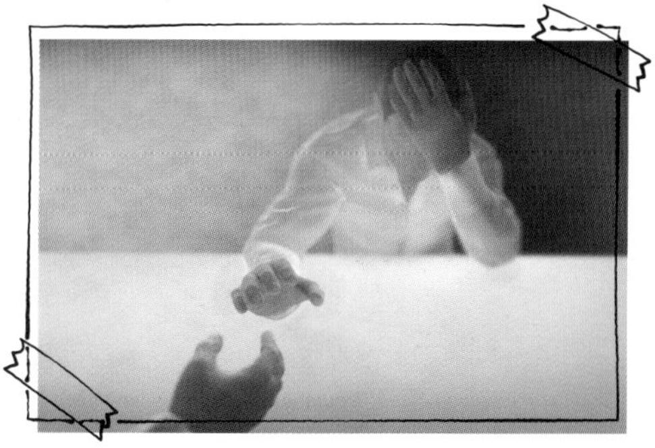

プロローグ

12歳《さい》以《い》上《じょう》の約《やく》48%が，悩《なや》みやストレスをもっている

幅広《はばひろ》い年齢層《ねんれいそう》で「心《こころ》の病《やまい》」が広《ひろ》まっている

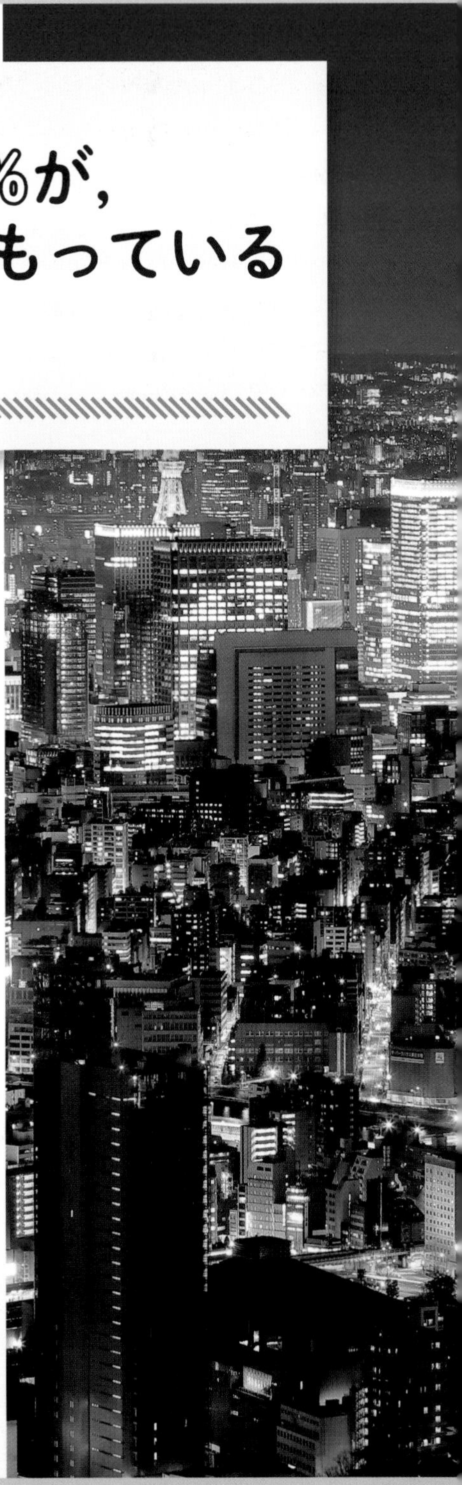

現《げん》代《だい》はストレスの多《おお》い時代《じだい》であり，うつ病《びょう》などの「心《こころ》の病《やまい》」が社会《しゃかい》に広《ひろ》まっています。

令和元年《れいわがんねん》の国民生活基礎調査《こくみんせいかつきそちょうさ》によると，悩《なや》みやストレスが「ある」と答《こた》えた人《ひと》の割合《わりあい》は，年齢層別《ねんれいそうべつ》にみてみると，30～50代《だい》で多《おお》くなっています（右上《みぎうえ》のグラフ）。いずれの年代《ねんだい》も女性《じょせい》のほうが多《おお》く，活動年齢期《かつどうねんれいき》の20～50代《だい》では半数以上《はんすういじょう》にのぼります。悩《なや》みやストレスの原因《げんいん》は，右下《みぎした》の表《ひょう》に示《しめ》しました。

心《こころ》の病《やまい》の治療《ちりょう》の長期的《ちょうきてき》な目標《もくひょう》は，患者《かんじゃ》の社会復帰《しゃかいふっき》です。入院《にゅういん》・隔離《かくり》するのではなく，通院《つういん》しながら病気《びょうき》をなおしていけるよう対策《たいさく》がとられた結果《けっか》，これまで精神科《せいしんか》の病院《びょういん》がなかった都心部《としんぶ》や患者《かんじゃ》の地元《じもと》にも診療《しんりょう》所《じょ》ができ，患者《かんじゃ》が自宅《じたく》から通院《つういん》しやすい環境《かんきょう》が整《ととの》ってきています。

性《せい》・年齢別《ねんれいべつ》にみた悩《なや》みやストレスがある者《もの》の割合《わりあい》

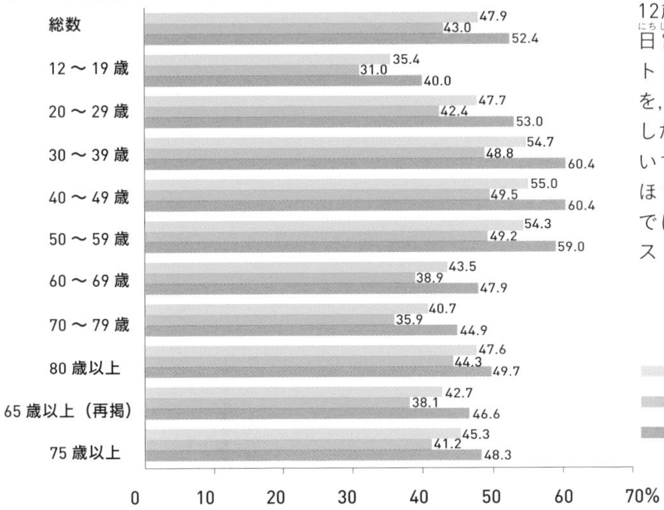

12歳以上《さいいじょう》の人《ひと》について，日常生活《にちじょうせいかつ》での悩《なや》みやストレスがある人《ひと》の割合《わりあい》を，性《せい》と年齢層《ねんれいそう》ごとに示《しめ》したグラフです。
いずれの年代《ねんだい》も女性《じょせい》のほうが多《おお》く，20～50代《だい》では半数以上《はんすういじょう》に悩《なや》みやストレスがあります。

年齢階級別《ねんれいかいきゅうべつ》にみた悩《なや》みやストレスの原因《げんいん》

年齢階級	第1位		第2位		第3位	
	悩みやストレスの原因	%	悩みやストレスの原因	%	悩みやストレスの原因	%
総数	自分の仕事	35.6%	収入・家計・借金等	26.2%	自分の病気や介護	21.0%
12～19歳	自分の学業・受験・進学	63.9%	家族以外との人間関係	26.7%	家族との人間関係	10.8%
20～29歳	自分の仕事	55.9%	収入・家計・借金等	28.0%	家族以外との人間関係	21.2%
30～39歳		56.1%		33.7%	育児	21.0%
40～49歳		54.4%		34.2%	子供の教育	21.4%
50～59歳		48.2%		31.8%	家族の病気や介護	23.9%
60～69歳	収入・家計・借金等	27.0%	自分の病気や介護	26.9%	自分の仕事	24.5%
70～79歳	自分の病気や介護	38.0%	家族の病気や介護	19.8%	収入・家計・借金等	18.7%
80歳以上		55.2%		18.2%	家族との人間関係	11.7%
65歳以上（再掲）		41.1%		20.1%	収入・家計・借金等	17.7%
75歳以上		49.5%		18.9%		12.5%

［出典：『国民生活基礎調査（令和元年）の結果から グラフでみる世帯の状況』（厚生労働省）］

プロローグ

心《こころ》の病《やまい》は意《い》外《がい》なほど身《み》近《ぢか》にある

日本人《にほんじん》では不安障害《ふあんしょうがい》とうつ病《びょう》がとくに多《おお》くみられる

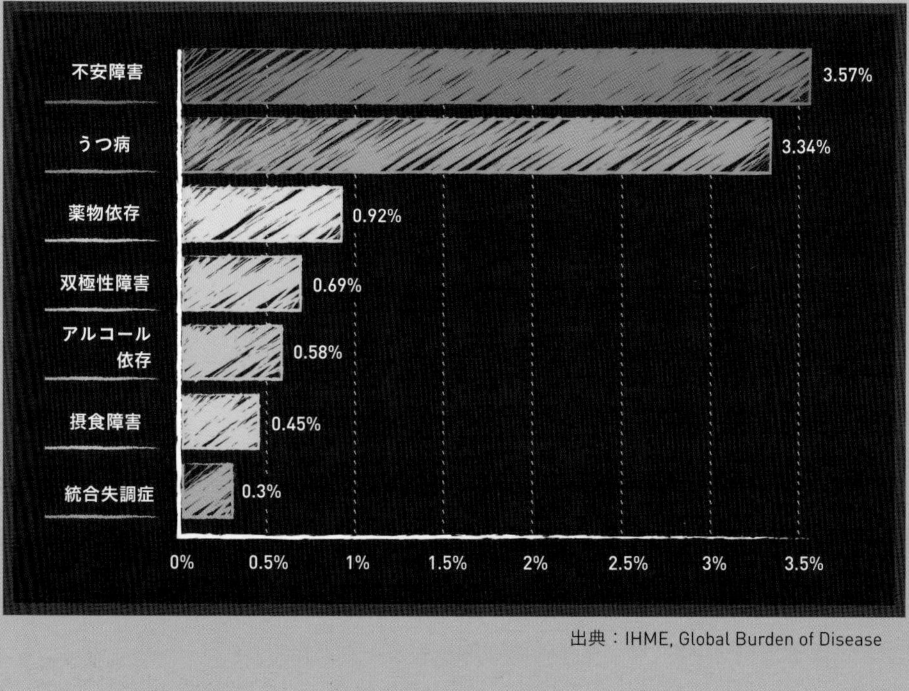

出典：IHME, Global Burden of Disease

精《せい》神疾患《しんしっかん》に苦《くる》しむ人《ひと》は，世界《せかい》で約《やく》7億《おく》9200万人《まんにん》にも達《たっ》するというデータがあります（2017年《ねん》。ワシントン大学《だいがく》保健《ほけん》指標《しひょう》評価《ひょうか》研究所《けんきゅうしょ》による）。

下《した》に示《しめ》したのは，アメリカ・ワシントン大学《だいがく》の保健《ほけん》指標《しひょう》評価《ひょうか》研究所《けんきゅうしょ》による調査《ちょうさ》結果《けっか》のうち，日本人《にほんじん》に関《かん》する部分《ぶぶん》を抜《ぬ》きだしたものです。この調査《ちょうさ》は，2017年《ねん》時点《じてん》で，各《かく》精神疾患《せいしんしっかん》を発症《はっしょう》していた人《ひと》がその国《くに》の人口《じんこう》の何《なん》%いたかを推定《すいてい》したものです（精神疾患《せいしんしっかん》の分類《ぶんるい》は「ICD-10」※にもとづく）。これによると，日本人《にほんじん》では不安障害《ふあんしょうがい》とうつ病《びょう》がとくに多《おお》く，以下《いか》，薬物依存《やくぶついぞん》，双極性障害《そうきょくせいしょうがい》，アルコール依存《いぞん》，摂食障害《せっしょくしょうがい》，統合失調《とうごうしっちょう》症《しょう》……とつづきます。

このデータから計算《けいさん》すると，不安《ふあん》障害《しょうがい》のある人《ひと》は，調査《ちょうさ》時点《じてん》で全国《ぜんこく》に400万人《まんにん》以上《いじょう》いたことになります。

精神疾患《せいしんしっかん》のある人《ひと》の数《かず》を正確《せいかく》に調《ちょう》査《さ》するのはむずかしく，調査《ちょうさ》によって結果《けっか》がことなる点《てん》には注意《ちゅうい》が必要《ひつよう》です。ただ，いずれのデータも，心《こころ》を患《わずら》う精神疾患《せいしんしっかん》は意外《いがい》なほど身近《みぢか》にあることを示《しめ》しています。

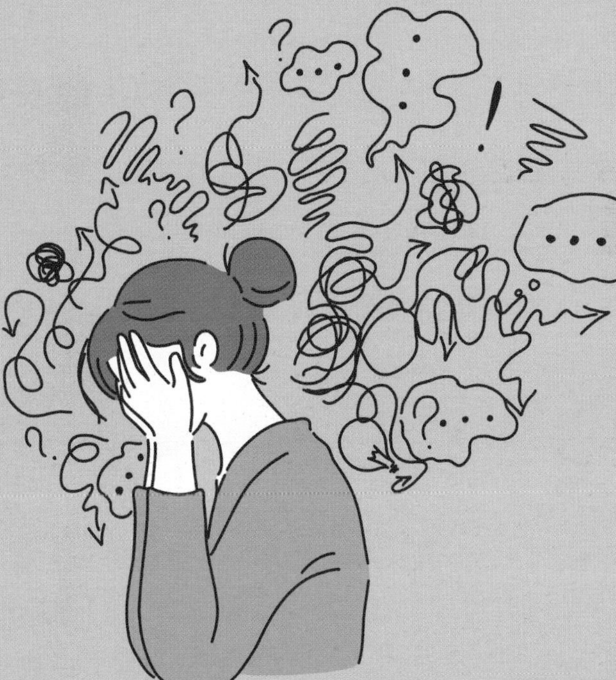

※：ICD（International Statistical Classififcation of Diseases and Related Health Problems：疾病および関連保健問題の国際統計分類）とは，WHO（世界保健機関）が定めた病気の分類で，精神疾患に限らず病気やけがなど1万項目以上が分類されています。

1

『うつ病《びょう》』ってどんな病気《びょうき》？

うつ病《びょう》は，日本人《にほんじん》の 15 人《にん》に一人《ひとり》が生涯《しょうがい》に一度《いちど》はかかると報告《ほうこく》されている，とても身《み》近《ぢか》な病気《びょうき》です。1 章《しょう》では，うつ病《びょう》の原因《げんいん》とそのメカニズム，治療法《ちりょうほう》や対処法《たいしょほう》などを紹《しょう》介《かい》します。また，うつ病《びょう》と誤解《ごかい》されがちな双極性障害《そうきょくせいしょうがい》についてもみていきます。

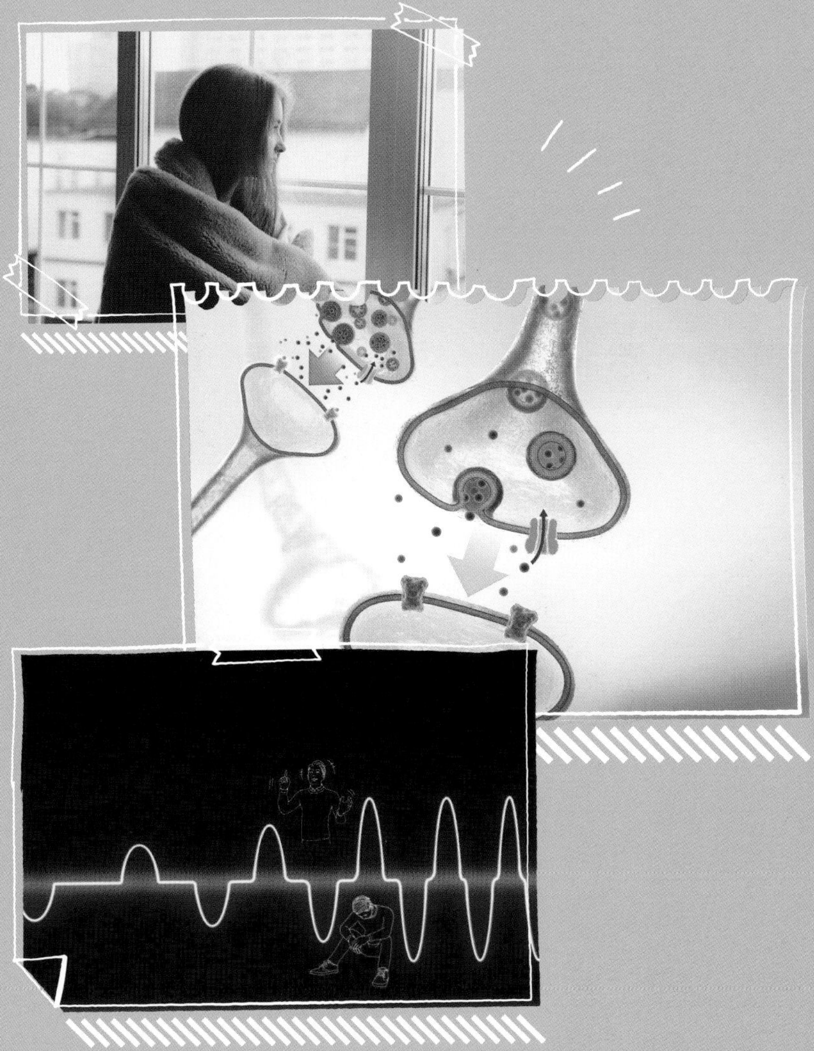

憂《ゆう》うつ気分《きぶん》が長《なが》くつづくときは要注意《ようちゅうい》！

診断基準《しんだんきじゅん》は「気分《きぶん》の落《お》ちこみが2週間以上《しゅうかんいじょう》」

「なんだか憂《ゆう》うつで，やる気《き》が出《で》ない」という経験《けいけん》はありませんか。憂《ゆう》うつな気分《きぶん》や意欲《いよく》の低《てい》下《か》が長《なが》くつづいている場合《ばあい》は，「うつ病《びょう》」かもしれません。

うつ病《びょう》の診断補助《しんだんほじょ》ツールは，いくつか存在《そんざい》します。中《なか》でも「PHQ-9（Patient Health Questionnaire-9）日《に》本語版《ほんごばん》（2018）」は信頼性《しんらいせい》が高《たか》く，医《い》療《りょう》現場《げんば》でも広《ひろ》く使《つか》われています。PHQ-9は，精神疾患全般《せいしんしっかんぜんぱん》の診断基準《しんだんきじゅん》「DSM-5※」をもとに作成《さくせい》されました。**DSM-5によると，うつ病《びょう》の診断《しんだん》基準《きじゅん》は「抑《よく》うつ状態《じょうたい》や興味《きょうみ》の喪失《そうしつ》が2週間以上《しゅうかんいじょう》つづいていること」とされています。**「抑《よく》うつ状態《じょうたい》」とは，気《き》分《ぶん》の落《お》ちこみなどの症状《しょうじょう》がとても強《つよ》い状態《じょうたい》のことです。

なお，PHQ-9はうつ病《びょう》を確実《かくじつ》に診《しん》断《だん》できるものではありません。**実際《じっさい》の診断《しんだん》には，医師《いし》の総合的《そうごうてき》な判断《はんだん》が必須《ひっす》です。**不安《ふあん》を抱《かか》えている人《ひと》は必《かなら》ず医師《いし》に相談《そうだん》しましょう。

(A) 物事《ものごと》に対《たい》してほとんど興味《きょうみ》がない，または楽《たの》しめない

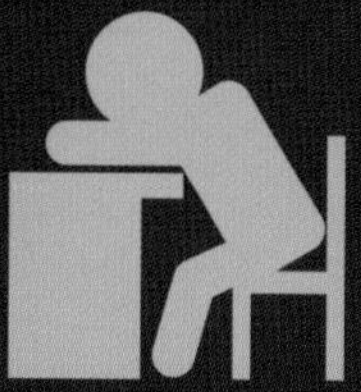

(B) 気分《きぶん》が落《お》ちこむ，憂《ゆう》うつになる，または絶望的《ぜつぼうてき》な気持《きも》ちになる

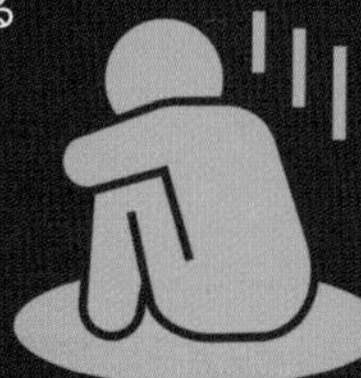

(C) 寝《ね》つきが悪《わる》い，途中《とちゅう》で目《め》がさめる，または逆《ぎゃく》に眠《ねむ》りすぎる

この2週間《しゅうかん》，次《つぎ》のような問題《もんだい》にどのくらい悩《なや》まされていますか？

「PHQ-9」の九つ《ここの》の質問《しつもん》（A～I）を示《しめ》しました。ここ2週間《しゅうかん》で，まったくない場合《ばあい》は0点《てん》，数日《すうじつ》の場合《ばあい》は1点《てん》，半分以上《はんぶんいじょう》の場合《ばあい》は2点《てん》，ほとんどの場合《ばあい》は3点《てん》とし，合計点《ごうけいてん》からうつ病《びょう》の症状《しょうじょう》レベルを評価《ひょうか》します。

©kumiko.muramatsu「PHQ-9日本語版 2018版」
出典：Muramatsu K, et al. General Hospital Psychiatry. 52: 64-69, 2018.

うつ病《びょう》の症状《しょうじょう》レベルの評価《ひょうか》

合計点	症状レベル
0 ～ 4点	なし
5 ～ 9点	軽度
10 ～ 14点	中軽度
15 ～ 19点	中軽度～重度
20 ～ 27点	重度

（D）疲《つか》れた感《かん》じがする，
または気力《きりょく》がない

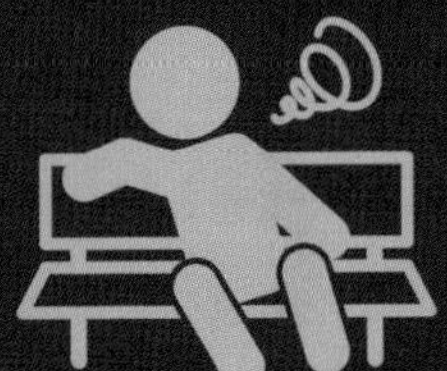

（E）あまり食欲《しょくよく》がない，
または食《た》べすぎる

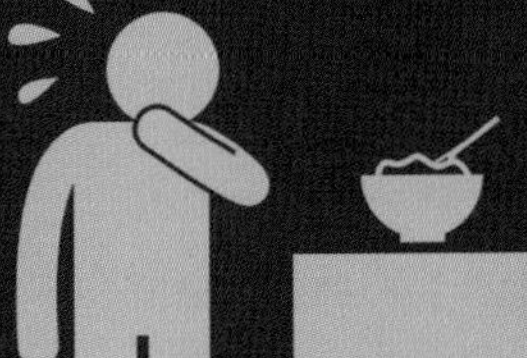

（F）自分《じぶん》はダメな人間《にんげん》だ，人生《じんせい》の敗北者《はいぼくしゃ》だと気《き》に病《や》む，または自分自身《じぶんじしん》あるいは家族《かぞく》に申《もう》しわけがないと感《かん》じる

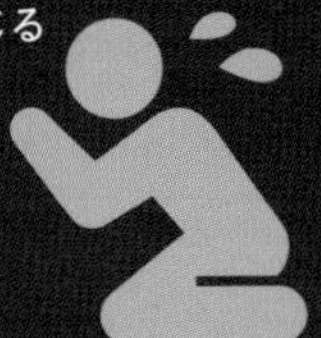

（G）新聞《しんぶん》を読《よ》む，またはテレビを見《み》ることなどに集中《しゅうちゅう》するのが困難《こんなん》

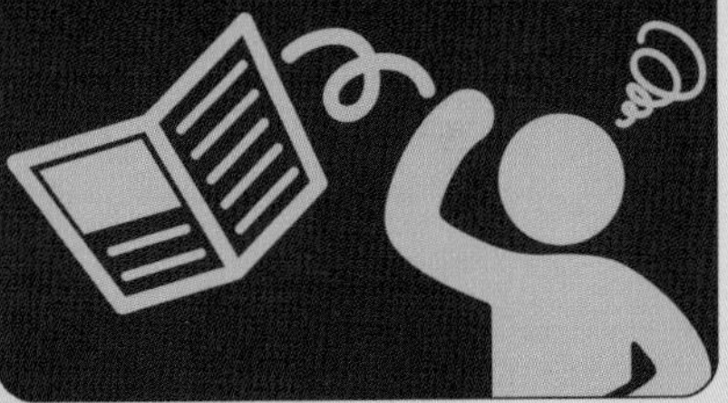

（H）他人《たにん》が気《き》づくぐらいに動《うご》きや話《はな》し方《かた》が遅《おそ》くなる，あるいは反対《はんたい》に，そわそわしたり，落《お》ちつかず，ふだんよりも動《うご》きまわることがある

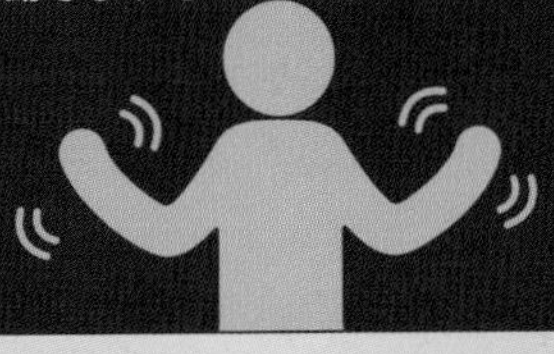

（I）死《し》んだほうがましだ，あるいは自分《じぶん》を何《なん》らかの方法《ほうほう》で傷《きず》つけようと思《おも》ったことがある

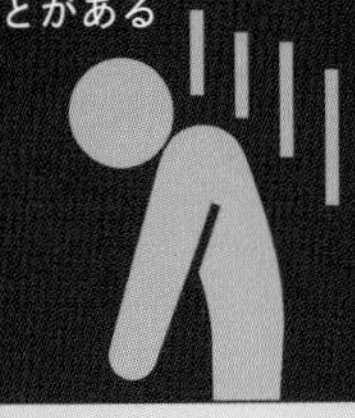

※：DSM（Diagnostic and Statistical Manual of Mental Disorders：精神疾患の診断・統計マニュアル）とは，アメリカ精神医学会が作成した精神疾患に関する診断基準です。1952年に第1版が発行され，最新版は2013年に発行された第5版「DSM-5」です。

日本人《にほんじん》の15人《にん》に一人《ひとり》が うつ病《びょう》を経験《けいけん》する？

強《つよ》いストレスにさらされている人《ひと》は，とくに注意《ちゅうい》が必要《ひつよう》

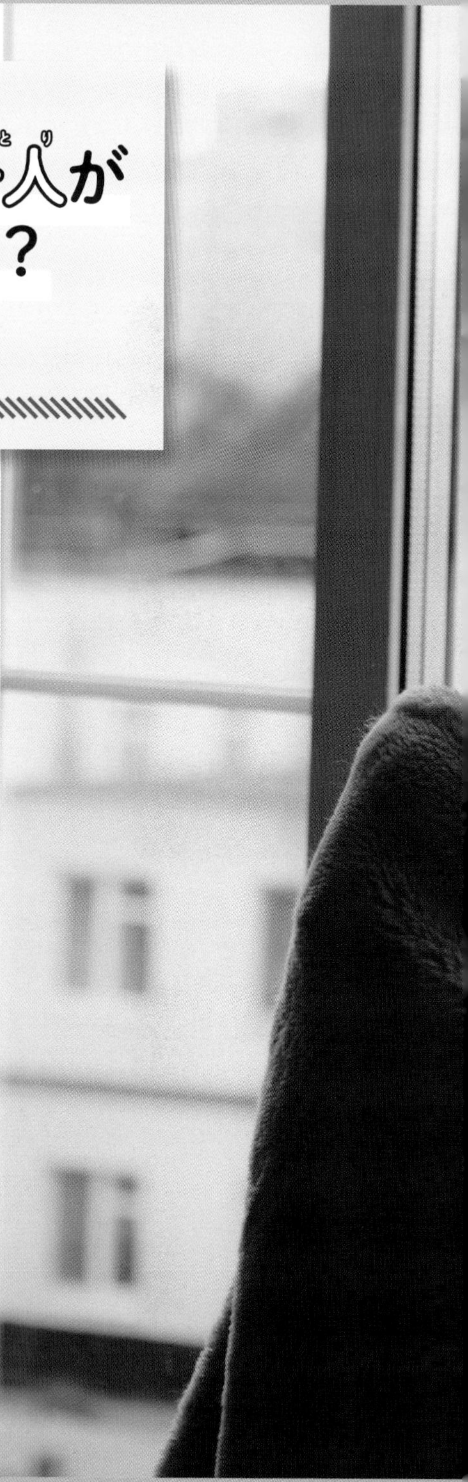

うつ病《びょう》は，日本人《にほんじん》のなんと15人《にん》に一人《ひとり》が生涯《しょうがい》のうちに一度《いちど》はかかると報告《ほうこく》されている，非常《ひじょう》に身近《みぢか》な病気《びょうき》です。

うつ病《びょう》にかかるきっかけとして第《だい》一《いち》にあげられるのは「過度《かど》なストレス」です。学校《がっこう》や仕事《しごと》などで毎日強《まいにちつよ》いストレスにさらされている人《ひと》や，人生《じんせい》の転機《てんき》に差《さ》しかかり大《おお》きなプレッシャーを感《かん》じている人《ひと》などは，うつ病《びょう》を発症《はっしょう》する危険性《きけんせい》が高《たか》いため，とくに注意《ちゅうい》が必要《ひつよう》です。

ただし，ストレスの感《かん》じ方《かた》は人《ひと》によって大《おお》きくことなります。**ストレスの少《すく》ない環境《かんきょう》にいてもうつ病《びょう》にかかる場合《ばあい》があり，さまざまな要因《よういん》が重《かさ》なり合《あ》うことで，うつ病《びょう》は発症《はっしょう》に至《いた》ると考《かんが》えられています。**

また，性格的要因《せいかくてきよういん》や遺伝的要因《いでんてきよういん》も，うつ病《びょう》のかかりやすさに影響《えいきょう》することが知《し》られています。

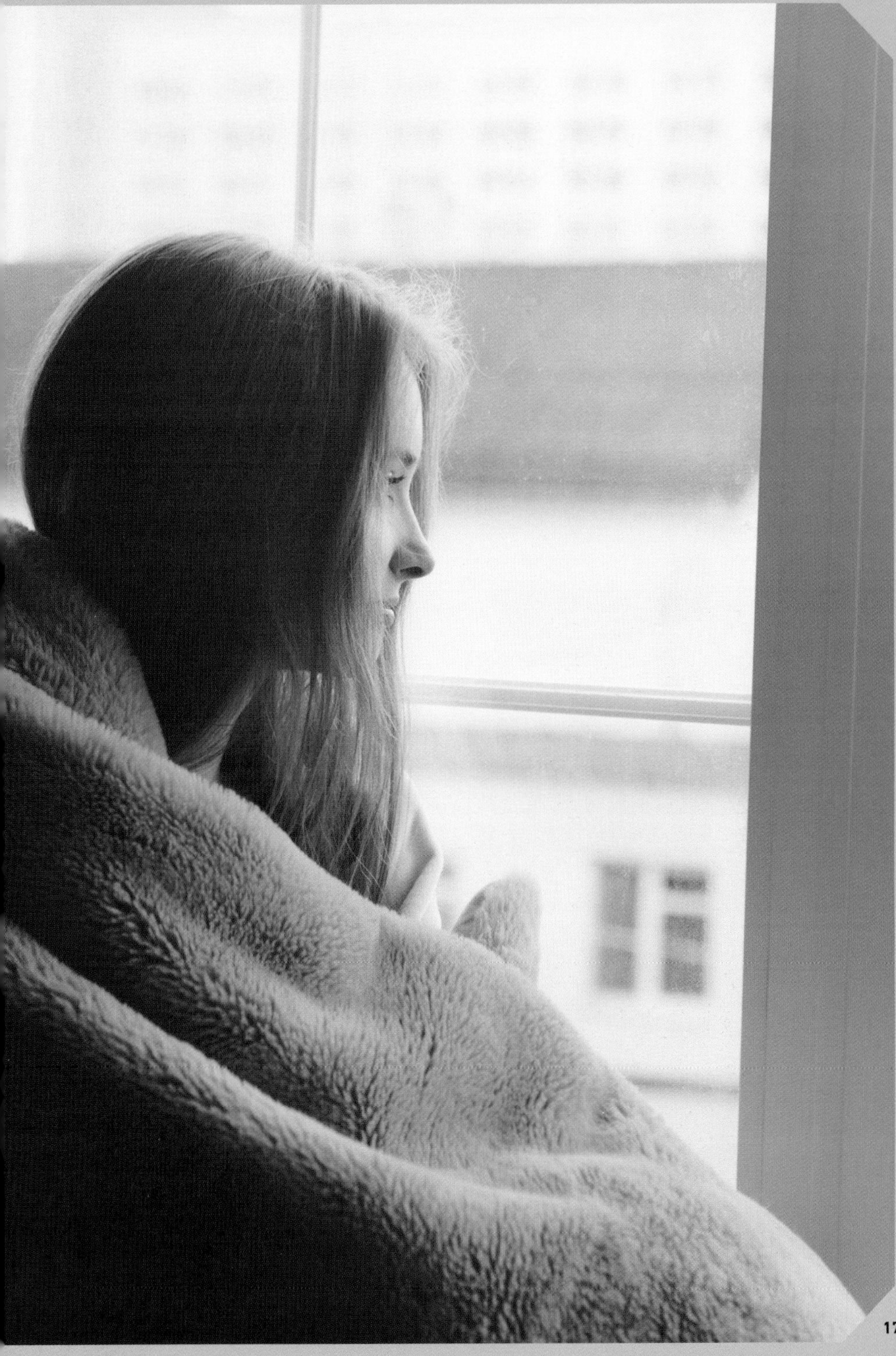

体《からだ》がストレスに立《た》ち向《む》かうしくみ

うつ病《びょう》になると，脳《のう》の神経細胞《しんけいさいぼう》がこわされる

ストレスを感《かん》じると，体《からだ》の自律機能《じりつきのう》やホルモン量《りょう》をコントロールする脳《のう》の領域《りょういき》「視床下部《ししょうかぶ》」から，CRH※というホルモンが分泌《ぶんぴつ》されます。この情報《じょうほう》は血液《けつえき》にのって，腎臓《じんぞう》の上《うえ》に位置《いち》する副腎《ふくじん》の外側《そとがわ》の部分《ぶぶん》「副腎皮質《ふくじんひしつ》」へと伝《つた》えられます。この刺激《しげき》を受《う》け取《と》った副腎皮質《ふくじんひしつ》は「コルチゾール」というホルモンを分泌《ぶんぴつ》します。

「ストレスホルモン」ともよばれるコルチゾールは全身《ぜんしん》を駆《か》けめぐり，血糖値《けっとうち》や血圧《けつあつ》を上《あ》げたり，免疫反応《めんえきはんのう》をしずめて炎症《えんしょう》を抑《おさ》えたりします。これらは，体《からだ》がストレスに立《た》ち向《む》かうために必要《ひつよう》な変化《へんか》です。なぜなら，血糖値《けっとうち》が上《あ》がると脳《のう》に届《とど》く糖分《とうぶん》（栄養分《えいようぶん》）がふえて情報処理能力《じょうほうしょりのうりょく》が高《たか》まり，血圧《けつあつ》が上昇《じょうしょう》すると全身《ぜんしん》に酸素《さんそ》を送《おく》りやすくなって運動能力《うんどうのうりょく》が上《あ》がるからです。さらに，炎症《えんしょう》がおさえられると，体《からだ》の痛《いた》みやつらさを感《かん》じにくくなります。

※：コルチコトロピン遊離促進ホルモン

「ストレスホルモン」が全身《ぜんしん》を駆《か》けめぐる

ストレスを受《う》けると，体《からだ》の中《なか》でどのような反応《はんのう》がおきるかをえがきました。

強《つよ》いストレスを長期間《ちょうきかん》受《う》けると，つねにコルチゾールが分泌《ぶんぴつ》されつづけます。**最近《さいきん》の研究《けんきゅう》で，過剰《かじょう》なコルチゾールの分泌《ぶんぴつ》がつづくと脳《のう》の神経細胞《しんけいさいぼう》，とくに記憶《きおく》をつかさどる「海馬《かいば》」の神経細胞《しんけいさいぼう》がダメージを受《う》けることが明《あき》らかにされました。**そのためストレスを受《う》けつづけると，記憶力《きおくりょく》が低下《ていか》することが知《し》られています。

また，ストレスは，恐怖《きょうふ》や不安《ふあん》を感《かん》じる「扁桃体《へんとうたい》」のはたらきを高《たか》めます。つねに緊張状態《きんちょうじょうたい》がつづいているうつ病患者《びょうかんじゃ》は扁桃体《へんとうたい》が活発《かっぱつ》になり，怒《いか》りや悲《かな》しみ，不安《ふあん》，ふがいなさといったネガティブな感情《かんじょう》をもつようになるのです。

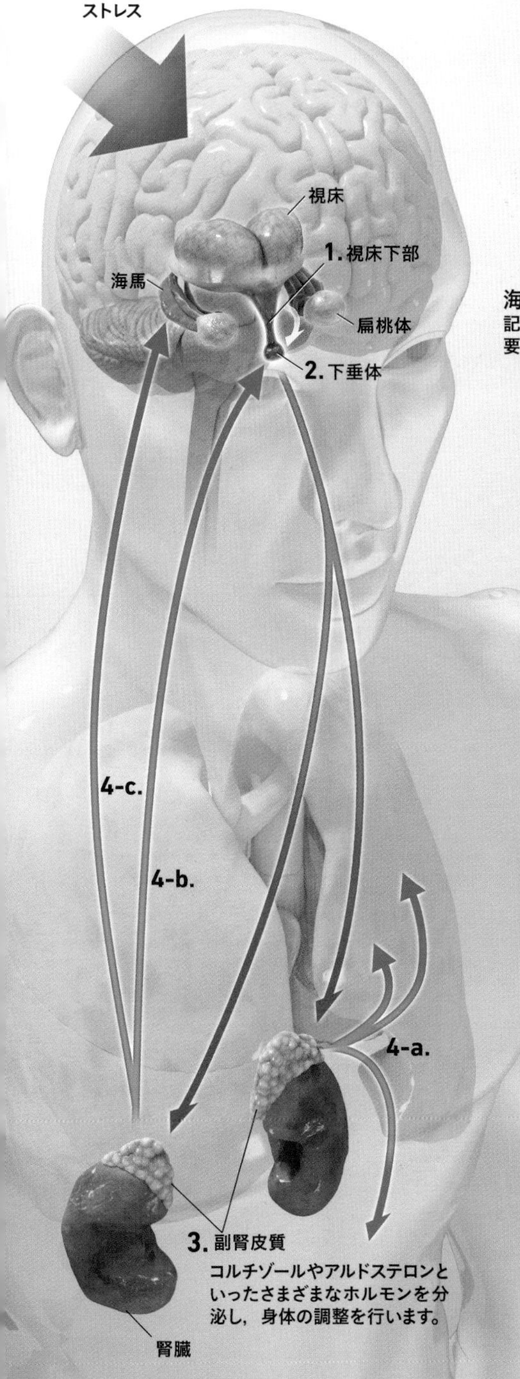

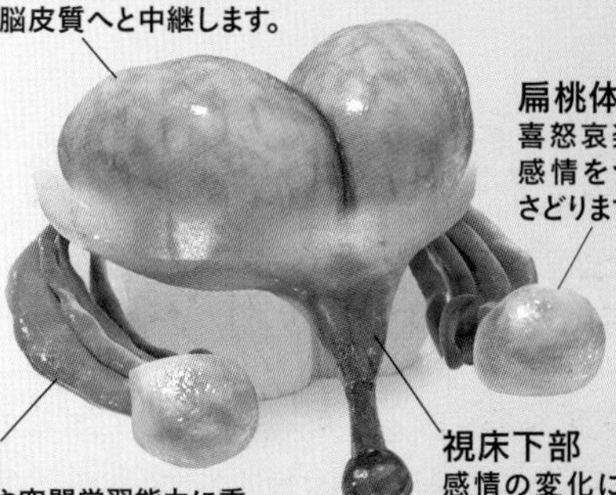

1. ストレスを受《う》けると，視床下部《ししょうかぶ》は「CRH」というホルモンを分泌《ぶんぴつ》します。

2. CRHの刺激《しげき》を受《う》けた下垂体《かすいたい》は，「ACTH（副腎皮質《ふくじんひしつ》刺激《しげき》ホルモン）」というホルモンを分泌《ぶんぴつ》します。

3. ACTHの刺激《しげき》を受《う》けた副腎皮質《ふくじんひしつ》は，「コルチゾール」というホルモンを分泌《ぶんぴつ》します。

4-a. コルチゾールは全身《ぜんしん》にはたらきかけ，血圧《けつあつ》や血糖値《けっとうち》を上《あ》げることでストレスに対抗《たいこう》します。

4-b. コルチゾールは視床下部《ししょうかぶ》および下垂体《かすいたい》にはたらきかけ，CRHとACTHの分泌量《ぶんぴつりょう》を減《へ》らします。これによりコルチゾールの分泌量《ぶんぴつりょう》も減《へ》り，体《からだ》は徐々《じょじょ》に平常状態《へいじょうじょうたい》にもどります。

4-c. 過剰《かじょう》なコルチゾールは海馬《かいば》などの神経細胞《しんけいさいぼう》を傷害《しょうがい》するため，長期間《ちょうきかん》ストレスを受《う》けてコルチゾールの過剰分泌《かじょうぶんぴつ》がつづくと，徐々《じょじょ》に海馬《かいば》は萎縮《いしゅく》していきます。

「うつ病」ってどんな病気?

脳《のう》の活動《かつどう》の変化《へんか》が うつ病《びょう》を引《ひ》きおこす

うつ病《びょう》の原因《げんいん》として有力視《ゆうりょくし》される「モノアミン仮説《かせつ》」とは?

私《わたし》たちの脳《のう》には1000億《おく》個《こ》以《い》上《じょう》もの神経細胞《しんけいさいぼう》があり，思考《しこう》や感覚《かんかく》は，神経細胞《しんけいさいぼう》どうしのつながりで生《う》まれます。神経細胞《しんけいさいぼう》と神《しん》経細胞《けいさいぼう》のつなぎ目《め》には，「シナプス」というわずかなすき間《ま》があります。神経細胞《しんけいさいぼう》を伝《つた》わってきた電《でん》気信号《きしんごう》がシナプスに届《とど》くと，セロトニンなどの「神経伝達物質《しんけいでんたつぶっしつ》（モノアミン）」が放出《ほうしゅつ》され，次《つぎ》の神経《しんけい》細胞《さいぼう》へと情報《じょうほう》が伝《つた》えられます。放《ほう》出《しゅつ》されたセロトニンは，分解《ぶんかい》されたり，「セロトニントランスポーター」という“通路《つうろ》”を通《とお》って，もとの神経細胞《しんけいさいぼう》に回収《かいしゅう》されたりします。

うつ病《びょう》は「脳《のう》の病気《びょうき》」であり，脳《のう》の活動《かつどう》の変化《へんか》が気分《きぶん》の落《お》ちこみといった症状《しょうじょう》を引《ひ》きおこしていると考《かんが》えられています。最《もっと》も有力《ゆうりょく》とされる「モノアミン仮説《かせつ》」では，脳内《のうない》で「セロトニン」や「ノルアドレナリン」といった気分《きぶん》や感情《かんじょう》に関《かん》係《けい》するモノアミンが不足《ふそく》してしまうことが，うつ病《びょう》の原因《げんいん》だとされています。実際《じっさい》に，この仮説《かせつ》をもとに薬《くすり》が開発《かいはつ》され，「選択的《せんたくてき》セロトニン再取《さいと》りこみ阻害薬《そがいやく》（SSRI）」などさまざまな抗《こう》うつ薬《やく》が治療《ちりょう》効果《こうか》を示《しめ》しています。

セロトニンは，日光《にっこう》を浴《あ》びたり運動《うんどう》したりすることによって分泌《ぶんぴつ》量《りょう》がふえることが知《し》られています。「運動量《うんどうりょう》の少《すく》ない人《ひと》はうつ病《びょう》になるリスクが高《たか》い」という報告《ほうこく》も多《おお》くされており，無理《むり》のない運動《うんどう》はうつ病《びょう》の予防《よぼう》としてある程度《ていど》の効《こう》果《か》があるとされています。

神経伝達物質《しんけいでんたつぶっしつ》の不足《ふそく》が うつ病《びょう》を引《ひ》きおこす

うつ病《びょう》の人《ひと》の脳《のう》でおきていると考《かんが》えられている「セロトニン異常《いじょう》」のようすをえがきました。なお，「選択的《せんたくてき》セロトニン再取《さいと》りこみ阻害薬《そがいやく》（SSRI）」は，セロトニントランスポーターをふさぐことでセロトニンの再回収《さいかいしゅう》をおさえ，セロトニン受容体《じゅようたい》に達《たっ》するセロトニン量《りょう》をふやす効果《こうか》があります。

正常《せいじょう》なシナプス

神経細胞《しんけいさいぼう》から放出《ほうしゅつ》されたセロトニンが，別《べつ》の神経細胞《しんけいさいぼう》のセロトニン受容体《じゅようたい》にくっつきます。放出《ほうしゅつ》されたセロトニンの一部《いちぶ》は，セロトニントランスポーターを通《とお》って再回収《さいかいしゅう》されます。

うつ病《びょう》の人《ひと》のシナプス

神経細胞《しんけいさいぼう》から放出《ほうしゅつ》されるセロトニンが少《すく》なくなることで，うつ症状《しょうじょう》があらわれると考《かんが》えられています。

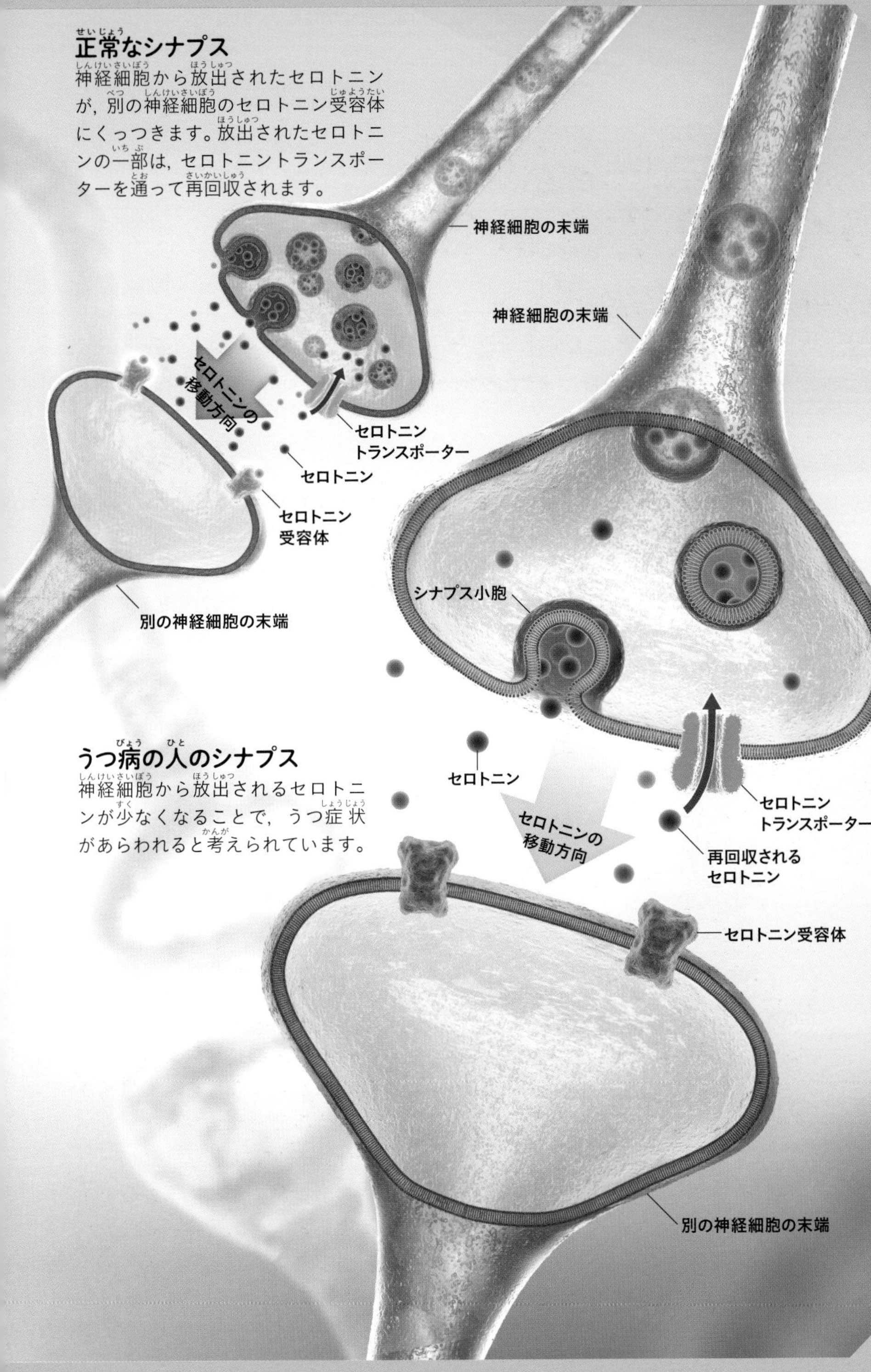

「うつ病」ってどんな病気?

無理《むり》のない運動《うんどう》は，うつ病予防《びょうよぼう》に効果的《こうかてき》

週《しゅう》に4時間程度《じかんていど》の軽《かる》い運動《うんどう》でOK

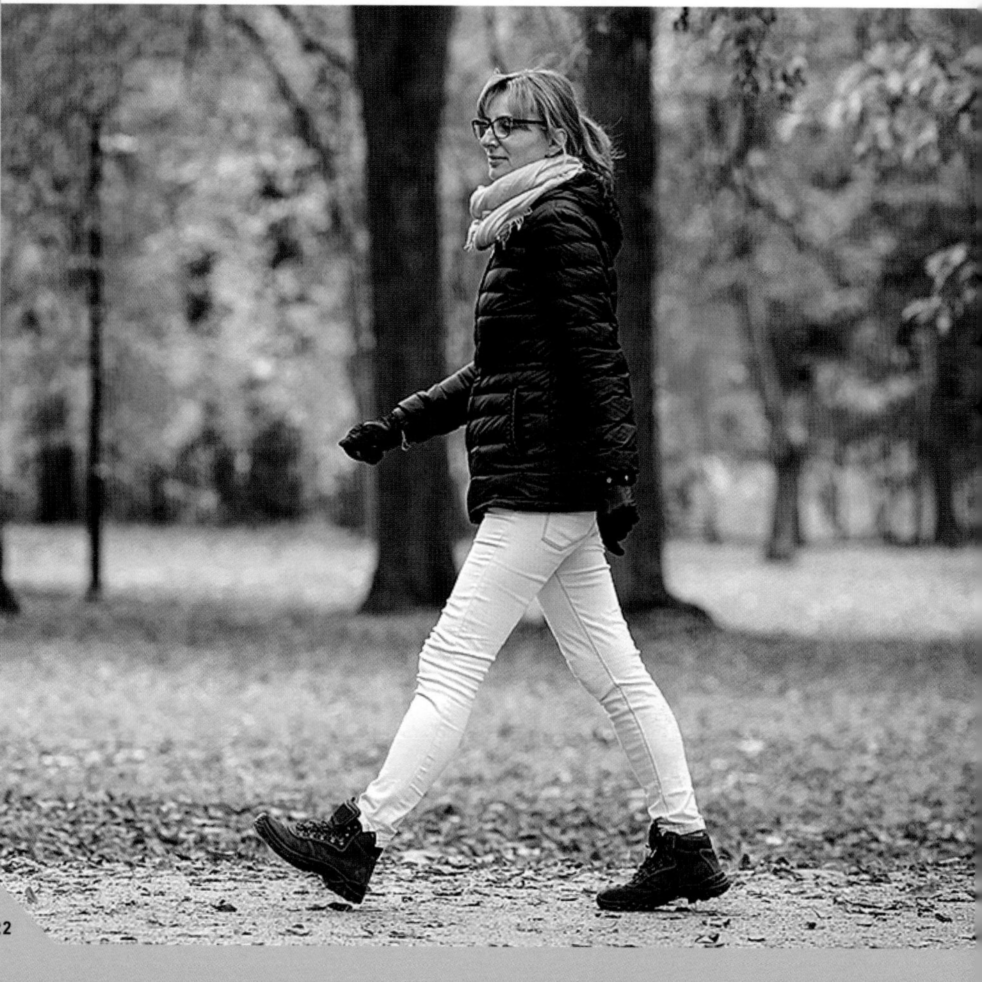

次《つぎ》のような報告《ほうこく》があります。**アメリカのマサチューセッツ総《そう》合病院《ごうびょういん》およびハーバード大学《だいがく》公衆《こうしゅう》衛生大学院《えいせいだいがくいん》の研究《けんきゅう》グループによる2019年《ねん》の研究《けんきゅう》※では，うつ病《びょう》の遺伝《いでん》的《てき》なリスクの高《たか》い人《ひと》であっても，1週間《しゅうかん》に4時間《じかん》の運動《うんどう》を行《おこな》うことで，うつ病《びょう》の発症《はっしょう》のリスクが17%減少《げんしょう》したといいます。**この研究《けんきゅう》では，ヨガやストレッチなどの弱《よわ》い運動《うんどう》であっても，エアロビクスやダンスなどの強《つよ》い運動《うんどう》であっても，うつ病《びょう》の予《よ》防《ぼう》に効果《こうか》があることが示《しめ》されました。

さらに運動《うんどう》は，うつ病《びょう》の治療《ちりょう》にも効果的《こうかてき》だという報告《ほうこく》もあります。海《かい》外《がい》では1週間《しゅうかん》に3回程度《かいていど》, 1日《にち》30分《ぷん》～1時間《じかん》ほどの運動《うんどう》を，治療《ちりょう》の補助《ほじょ》として行《おこな》う場合《ばあい》があります。

なお，予防《よぼう》でも治療《ちりょう》でも，けっして無理《むり》をせず，できる範囲《はんい》で適度《てきど》な運動《うんどう》をすることが大切《たいせつ》です。

※：Choi KW, et al. Depress Anxiety. 2019 Nov 5.

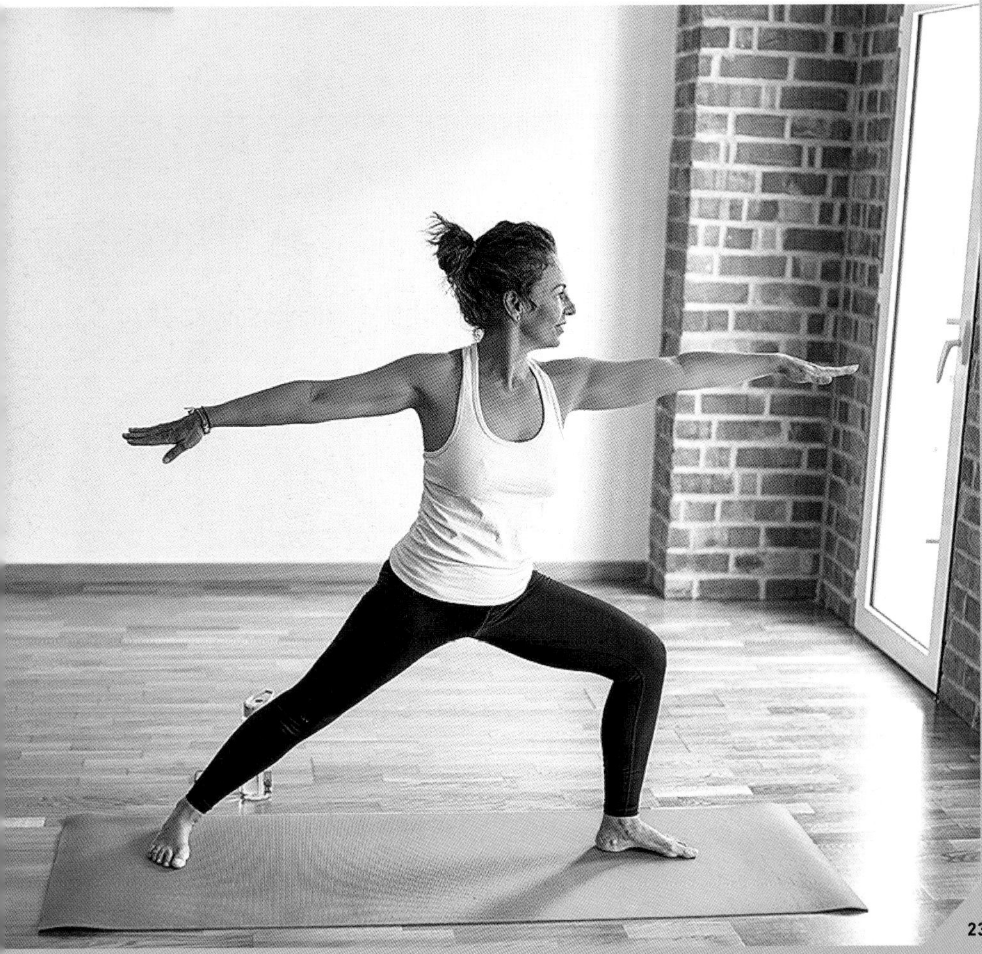

Column

コーヒーブレーク

新型《しんがた》コロナ感染拡大時《かんせんかくだいじ》に増加《ぞうか》した「コロナうつ」

新《しん》型《がた》コロナウイルスの感染拡《かんせんかく》大《だい》は，世界《せかい》の経済《けいざい》などに大《おお》きな影響《えいきょう》をあたえました。また，感染《かんせん》拡大《かくだい》は，心《こころ》の健康《けんこう》にも影響《えいきょう》をおよぼしたと指摘《してき》されています。**感染《かんせん》に対《たい》する恐《おそ》れや自粛生活《じしゅくせいかつ》への疲《つか》れなどが，気分《きぶん》の落《お》ちこみや不安《ふあん》などのうつ病《びょう》のような症状《しょうじょう》を引《ひ》きおこしたのです。この現象《げんしょう》は「コロナうつ」ともよばれました。**

「感染拡大《かんせんかくだい》やその予防《よぼう》と，心《こころ》の健康《けんこう》との関係《かんけい》」についての報告《ほうこく》は，世界中《せかいじゅう》でなされています。国連《こくれん》によると，エチオピア北部《ほくぶ》の地域《ちいき》で2020年《ねん》4月《がつ》にうつ症状《しょうじょう》を示《しめ》した人《ひと》の数《かず》は，感染拡大《かんせんかくだい》以前《いぜん》の約《やく》3倍《ばい》にのぼったといいます。また，イギリスでロックダウン（都市封鎖《としふうさ》）が行《おこな》われていた時期《じき》に，「The Zero Suicide Alliance」という団体《だんたい》による自殺防止用《じさつぼうしよう》のオンライン講義《こうぎ》を受講《じゅこう》した人《ひと》は，3週間《しゅうかん》で50万人以《まんにんい》上《じょう》にのぼったという報告《ほうこく》もあります。この数《かず》は，2017年《ねん》にこの団体《だんたい》が設立《せつりつ》されてから感染拡大《かんせんかくだい》までに同講義《どうこうぎ》を受講《じゅこう》した人《ひと》の数《かず》と，同程《どうてい》度《ど》です。

医療従事者《いりょうじゅうじしゃ》も，精神《せいしん》の不調《ふちょう》を訴《うった》えました。中国《ちゅうごく》の医療従事者《いりょうじゅうじしゃ》1257人《にん》に対《たい》して行《おこな》われた調査《ちょうさ》では，50.4%がうつ症状《しょうじょう》を，44.6%が不安《ふあん》を，34.0%が不眠《ふみん》を訴《うった》えたとのことです。また，カナダの医療《いりょう》従事者《じゅうじしゃ》578人《にん》を対象《たいしょう》とした調査《ちょうさ》では，47%が「精神的《せいしんてき》なサポートを必要《ひつよう》としている」と答《こた》えたといいます。

日本《にほん》では，2020年《ねん》4月《がつ》7日《か》に1回目《かいめ》の緊急事態宣言《きんきゅうじたいせんげん》が出《だ》されました。**厚生労働省《こうせいろうどうしょう》によると，2020年《ねん》4月《がつ》の1か月間《げつかん》に全国《ぜんこく》の精神保《せいしんほ》健福祉《けんふくし》センターに寄《よ》せられた新型《しんがた》コロナウイルスにかかわる心《こころ》の相《そう》談《だん》は，4946件《けん》にのぼりました。**

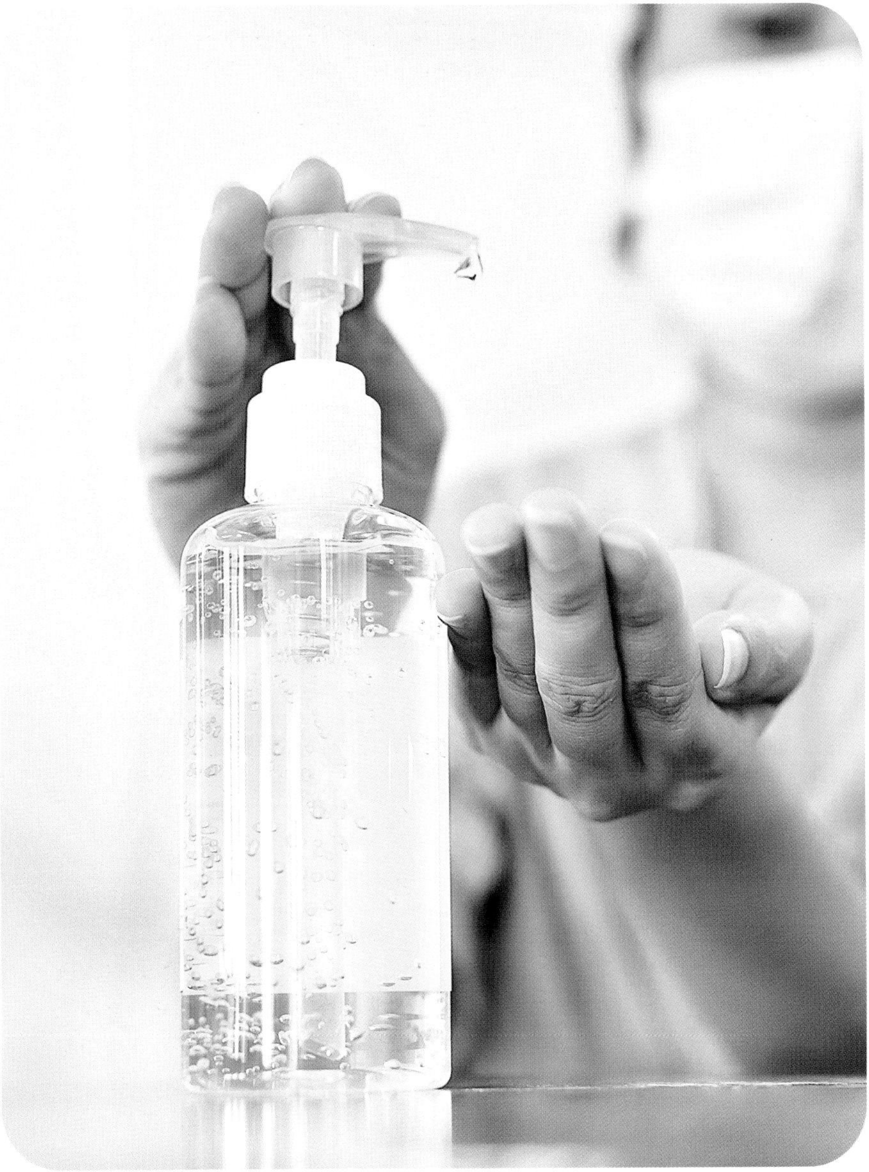

うつ病《びょう》の原因《げんいん》になりがちな“思考《しこう》のくせ”

まずは，自分《じぶん》の考《かんが》え方《かた》の“悪《わる》いくせ”を理解《りかい》する

うつ病《びょう》の原因《げんいん》となる，よくある思考《しこう》のくせ

考《かんが》え方《かた》の“悪《わる》いくせ”には，さまざまな種類《しゅるい》があります（下《した》のイラスト）。自分《じぶん》のふだんの考《かんが》え方《かた》が当《あ》てはまっていないか，照《て》らし合《あ》わせてみましょう。

べき思考《しこう》

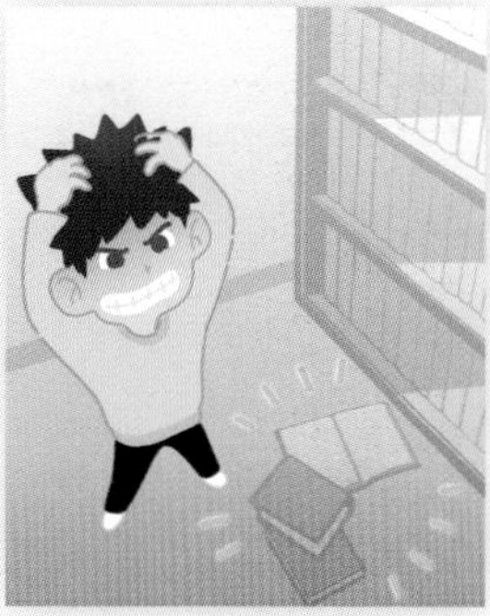

「～すべきだ」「～すべきでない」などと決《き》めつけ，固定《こてい》された理想《りそう》を自分《じぶん》や他人《たにん》に強《つよ》く要求《ようきゅう》してしまいます。

破局視《はきょくし》（先読《さきよ》み）

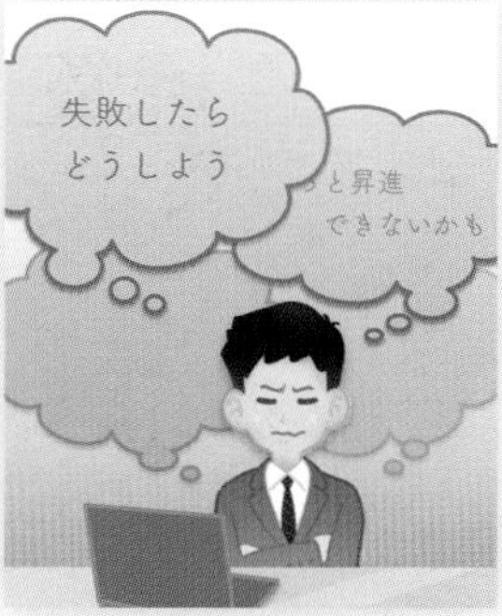

「きっと今回《こんかい》もダメにちがいない」などと，ほかのさまざまな可能性《かのうせい》を考慮《こうりょ》せず，未来《みらい》に悲観的《ひかんてき》な予測《よそく》を立《た》ててしまいます。

読心術《どくしんじゅつ》（人《ひと》の心《こころ》の深読《ふかよ》み）

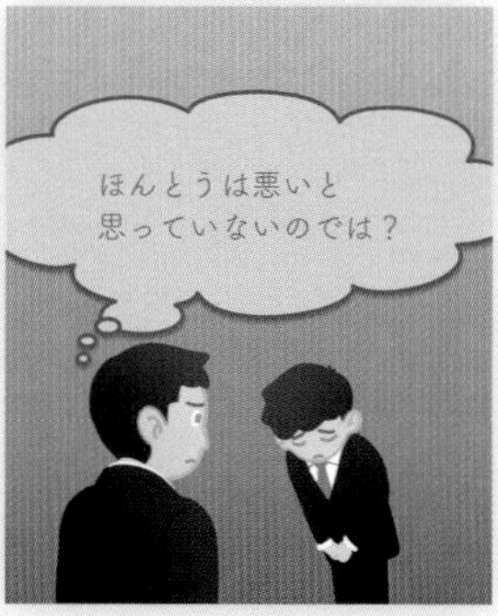

「あの人《ひと》は自分《じぶん》のことをきらっている」などと，他人《たにん》の考《かんが》えていることを推測《すいそく》して，それが正《ただ》しいと思《おも》いこんでしまいます。

うつ病《びょう》の治療《ちりょう》は，「抗《こう》うつ薬《やく》」などを使《つか》った薬物療法《やくぶつりょうほう》が，第一《だいいち》の選択肢《せんたくし》となります。ただし近年《きんねん》では，医師《いし》やカウンセラーとともに，「認知行動療法《にんちこうどうりょうほう》」が行《おこな》われるケースもふえています。

認知行動療法《にんちこうどうりょうほう》とは，考《かんが》え方《かた》（認知《にんち》のしかた）によってことなる感情《かんじょう》が生《う》みだされると考《かんが》え，それらを見《み》なおすことで感情《かんじょう》を制御《せいぎょ》する方法《ほうほう》です。

うつ病《びょう》の認知行動療法《にんちこうどうりょうほう》では，自分《じぶん》の考《かんが》え方《かた》の“悪《わる》いくせ”を理解《りかい》することからはじめます。うつ病《びょう》になりやすい人《ひと》の思考法《しこうほう》の一《ひと》つに，物事《ものごと》を極端《きょくたん》に考《かんが》えてしまう「全《ぜん》か無《む》か思考《しこう》（白黒思考《しろくろしこう》）」があります。小《ちい》さなミスでも深刻《しんこく》にとらえ，すべてが台《だい》なしになってしまったなどと考《かんが》えてしまうのです。

自己批判《じこひはん》

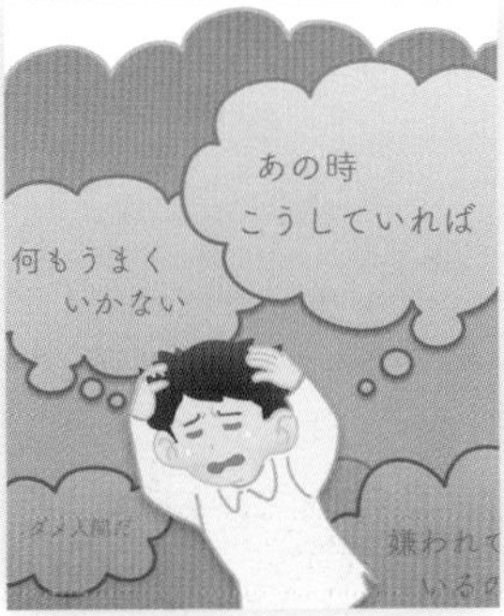

「こうなったのは自分《じぶん》のせいだ」などと，何《なに》かよくないことがおきたときに，自分《じぶん》の責任《せきにん》を過度《かど》に見積《みつ》もってしまいます。

思《おも》いこみ，レッテル貼《は》り

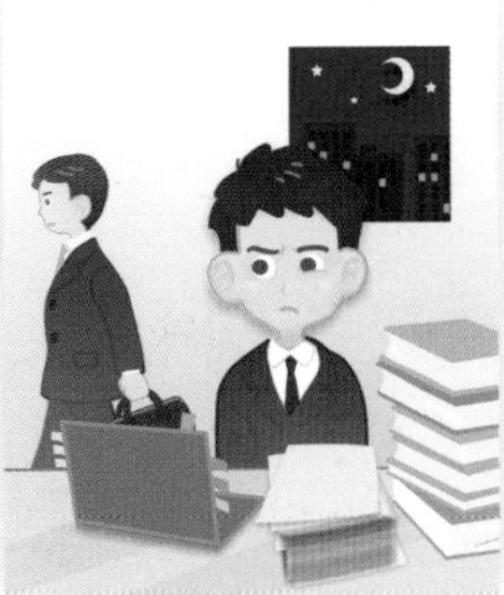

「私《わたし》はほんとうにダメな人間《にんげん》だ」などと，ほかのさまざまな事実《じじつ》を考慮《こうりょ》せず，不十分《ふじゅうぶん》な根拠《こんきょ》から否定的《ひていてき》な結論《けつろん》をみちびいてしまいます。

全《ぜん》か無《む》か思考《しこう》（白黒思考《しろくろしこう》）

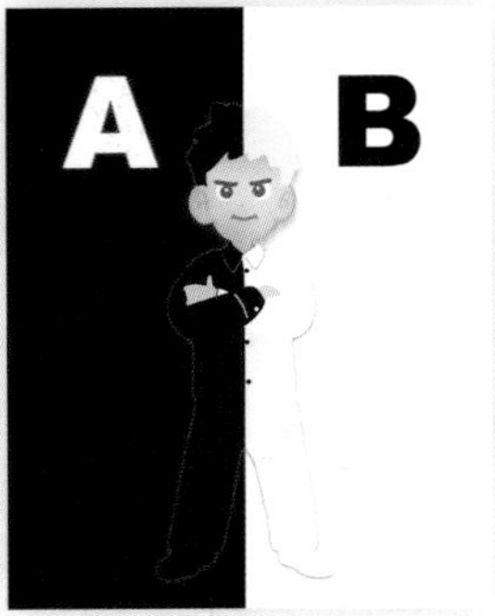

「一《ひと》つまちがえたらすべておしまいだ」などと，物事《ものごと》を100（全《ぜん》）か0（無《む》）かのどちらか両極端《りょうきょくたん》にとらえてしまいます。

考《かんが》え方《かた》のくせを変《か》える「認知行動療法《にんちこうどうりょうほう》」

より柔軟《じゅうなん》な考《かんが》え方《かた》ができるようにトレーニングする

うつ病《びょう》の治療《ちりょう》に認知行動療法《にんちこうどうりょうほう》を単体《たんたい》で用《もち》いることは，薬物療《やくぶつりょう》法単体《ほうたんたい》での治療《ちりょう》にくらべて，同等以《どうとうい》上《じょう》の効果《こうか》があることが，研究《けんきゅう》によってわかっています。**そして二《ふた》つの治《ち》療法《りょうほう》を併用《へいよう》する場合《ばあい》は，さらに効果《こうか》が高《たか》くなるといいます。**

　また，認知行動療法《にんちこうどうりょうほう》によって根本《こんぽん》的《てき》な考《かんが》え方《かた》を変《か》えることで，治療後《ちりょうご》に同様《どうよう》の状況《じょうきょう》におちいったときでも対処《たいしょ》が可能《かのう》になり，再発《さいはつ》の可能性《かのうせい》が低《ひく》くなると考《かんが》えられています。たとえば，全《ぜん》か無《む》か思考《しこう》（前《ぜん》ページ）をしやすい人《ひと》は，40％は失敗《しっぱい》だったけれど60％は成功《せいこう》だったなどと，より柔《じゅう》軟《なん》な考《かんが》え方《かた》ができるように，認知行《にんちこう》動療法《どうりょうほう》を使《つか》ってトレーニングを行《おこな》います。

　さらに，薬物療法《やくぶつりょうほう》は半年以上《はんとしいじょう》つづけるのが一般的《いっぱんてき》ですが，認知行動療《にんちこうどうりょう》法《ほう》は3～4か月《げつ》で主《おも》なプログラムが終了《しゅうりょう》します。

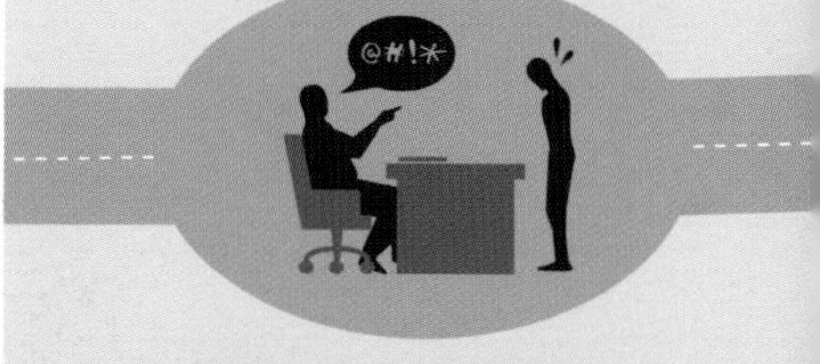

きっかけとなるできごと

仕事《しごと》でミスをして，やんわりと注意《ちゅうい》を受《う》けてしまった。

認知行動療法《にんちこうどうりょうほう》で，考《かんが》えのくせを修正《しゅうせい》する

うつ病《びょう》の患者《かんじゃ》に認知行動療法《にんちこうどうりょうほう》を行《おこな》った場合《ばあい》と，行《おこな》わなかった場合《ばあい》のイメージをえがきました。認知行動療法《にんちこうどうりょうほう》は，考《かんが》え方《かた》（認知《にんち》のしかた）を見《み》なおすことで感《かん》情《じょう》を制御《せいぎょ》する方法《ほうほう》です。受診《じゅしん》の際《さい》には，その病院《びょういん》・クリニックで認知行動療法《にんちこうどうりょうほう》が可能《かのう》かどうかを調《しら》べてみるのもよいでしょう。

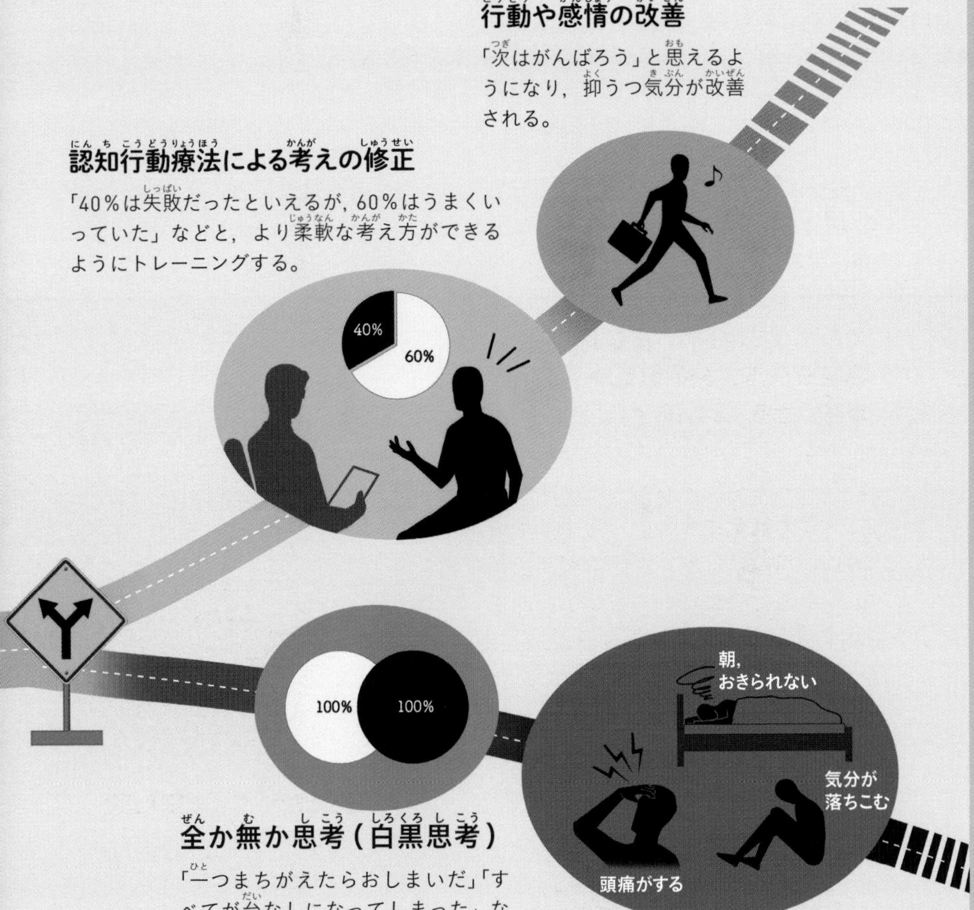

行動《こうどう》や感情《かんじょう》の改善《かいぜん》

「次《つぎ》はがんばろう」と思《おも》えるようになり，抑《よく》うつ気分《きぶん》が改善《かいぜん》される。

認知行動療法《にんちこうどうりょうほう》による考《かんが》えの修正《しゅうせい》

「40％は失敗《しっぱい》だったといえるが，60％はうまくいっていた」などと，より柔軟《じゅうなん》な考《かん》え方《かた》ができるようにトレーニングする。

全《ぜん》か無《む》か思考《しこう》（白黒思考《しろくろしこう》）

「一《ひと》つまちがえたらおしまいだ」「すべてが台《だい》なしになってしまった」などといった思考《しこう》におちいってしまう。

体《からだ》・行動《こうどう》・感情《かんじょう》の不調《ふちょう》

「頭痛《ずつう》がする」「朝《あさ》おきられない」「気分《きぶん》が落《お》ちこむ」といったうつ病《びょう》の症状《しょうじょう》が引《ひ》きおこされる。

脳《のう》に磁気刺激《じきしげき》をあたえる治療法《ちりょうほう》も有効《ゆうこう》

脳《のう》の活動《かつどう》の不均等《ふきんとう》が正常化《せいじょうか》され，うつ症状《しょうじょう》が改善《かいぜん》する

さまざまな治療法《ちりょうほう》の比較《ひかく》

うつ病《びょう》の代表的《だいひょうてき》な四《よっ》つの治療法《ちりょうほう》の特徴《とくちょう》を比較《ひかく》しました。「電気《でんき》けいれん療法《りょうほう》」は脳《のう》に電気刺激《でんきしげき》をあたえる治療法《ちりょうほう》で，重度《じゅうど》のうつ病《びょう》の患者《かんじゃ》に用《もち》いられます。なお，これらの治療法《ちりょうほう》を行《おこな》ったとしても，まずは休養《きゅうよう》が第一《だいいち》だとされています。

	薬物療法《やくぶつりょうほう》	認知行動療法《にんちこうどうりょうほう》	rTMS	電気《でんき》けいれん療法《りょうほう》
概要《がいよう》	選択的《せんたくてき》セロトニン再取《さいと》りこみ阻害薬《そがいやく》（SSRI）などの抗《こう》うつ薬《やく》や，抗不安薬《こうふあんやく》，気分安定剤《きぶんあんていざい》などを服用《ふくよう》することで，うつ病《びょう》の症状《しょうじょう》をおさえます。	どう考《かんが》えるか（認知《にんち》）の“くせ”を理解《りかい》することで，認知《にんち》や行動《こうどう》を改善《かいぜん》させます。	脳《のう》に磁気刺激《じきしげき》をあたえることで，脳《のう》の活動《かつどう》を回復《かいふく》させます。	脳《のう》に電気刺激《でんきしげき》をあたえ，脳《のう》の活動《かつどう》を回復《かいふく》させます。現在《げんざい》では，電気刺激《でんきしげき》の前《まえ》に全身麻酔薬《ぜんしんますいやく》や筋弛緩薬《きんしかんやく》を投与《とうよ》して，けいれんや身体的苦痛《しんたいてきくつう》をおさえる「修正型電気《しゅうせいがたでんき》けいれん療法《りょうほう》」が行《おこな》われています。
対象《たいしょう》	ごく軽度《けいど》の場合《ばあい》をのぞき，ほぼすべての患者《かんじゃ》に用《もち》いられます。	ほぼすべての患者《かんじゃ》に用《もち》いられます。中程度以上《ちゅうていどいじょう》の症状《しょうじょう》のある患者《かんじゃ》には，比較的高《ひかくてきたか》い効果《こうか》が認《みと》められています。	薬物療法《やくぶつりょうほう》による治療効果《ちりょうこうか》がみられなかった成人《せいじん》の患者《かんじゃ》に用《もち》いられます。	死《し》にたいという願望《がんぼう》があるなど緊急《きんきゅう》を要《よう》する患者《かんじゃ》や，重度《じゅうど》の患者《かんじゃ》に用《もち》いられます。
治療期間《ちりょうきかん》	少《すく》なくとも半年以上《はんとしいじょう》行《おこな》うのが一般的《いっぱんてき》です。	3～4か月程度《げつていど》のうちに，1回《かい》30分以上《ぷんいじょう》の面接《めんせつ》を原則《げんそく》16～20回程度《かいていど》行《おこな》います。	1回《かい》40分《ぷん》の磁気刺激《じきしげき》を週《しゅう》5日《か》，4～8週間《しゅうかん》つづけて行《おこな》います。	3～5週間《しゅうかん》の入院《にゅういん》の間《あいだ》に，約《やく》100Vの電気《でんき》を3秒間程度《びょうかんていど》流《なが》す治療《ちりょう》を1～3日《にち》おきに数回《すうかい》行《おこな》います。
副作用《ふくさよう》	薬《くすり》の種類《しゅるい》によって，眠気《ねむけ》，めまい，口《くち》のかわきなどの副作用《ふくさよう》が発生《はっせい》する場合《ばあい》があります。	なし。	まれに体《からだ》のけいれんなどが発生《はっせい》する場合《ばあい》があります。	通電《つうでん》にともなう体《からだ》のけいれんや，全身麻酔《ぜんしんますい》にともなう記憶障害《きおくしょうがい》などが発生《はっせい》する場合《ばあい》があります。

近《きん》年《ねん》，うつ病《びょう》の新《あたら》しい治療法《ちりょうほう》が注目《ちゅうもく》を集《あつ》めています。**うつ病《びょう》患者《かんじゃ》の頭部《とうぶ》に強力《きょうりょく》な電磁石《でんじしゃく》を当《あ》て，外部《がいぶ》から脳《のう》に磁気刺激《じきしげき》をあたえることで脳《のう》の活動《かつどう》を回復《かいふく》させる，「rTMS（反復経頭蓋磁気刺激治療法《はんぷくけいとうがいじきしげきちりょうほう》）」という治療法《ちりょうほう》です。**

rTMSの磁気刺激《じきしげき》によって脳《のう》の活《かつ》動《どう》が回復《かいふく》するしくみは，正確《せいかく》に明《あき》らかになっているわけではありません。しかし多数《たすう》の研究《けんきゅう》によって，rTMSはうつ病《びょう》の改善《かいぜん》に確《たし》かな効果《こうか》があることが示《しめ》されています。

うつ病患者《びょうかんじゃ》の脳《のう》では，判断力《はんだんりょく》や意《い》欲《よく》などに関係《かんけい》する「背外側前頭前《はいがいそくぜんとうぜん》野《や》」の活動《かつどう》が低下《ていか》しています。一方《いっぽう》，不安《ふあん》や恐怖《きょうふ》などの感情《かんじょう》をつかさどる「扁桃体《へんとうたい》」の活動《かつどう》は，過剰《かじょう》になっています。

rTMSでは，頭部《とうぶ》の左前方《ひだりぜんぽう》に磁気刺《じきし》激装置《げきそうち》を当《あ》てて，背外側前頭前野《はいがいそくぜんとうぜんや》を活性化《かっせいか》させます。すると，その影響《えいきょう》で扁桃体《へんとうたい》の活動《かつどう》が抑制《よくせい》されます。こうして，両者《りょうしゃ》の活動《かつどう》の不均衡《ふきんこう》が正常《せいじょう》化《か》されることで，うつ症状《しょうじょう》が改善《かいぜん》すると考《かんが》えられています。

磁気刺激装置《じきしげきそうち》で，脳《のう》の活動《かつどう》バランスを正常化《せいじょうか》させる

rTMS治療《ちりょう》で，脳《のう》に磁気刺激《じきしげき》をあたえるようす。日本《にほん》では2019年《ねん》6月《がつ》から，薬物療《やくぶつりょう》法《ほう》で十分《じゅうぶん》な治療効果《ちりょうこうか》がみられなかった成人《せいじん》のうつ病患者《びょうかんじゃ》に限《かぎ》り，rTMSに保険適用《ほけんてきよう》がされるようになりました。欧米《おうべい》ではすでに一般的《いっぱんてき》な治療法《ちりょうほう》として普及《ふきゅう》しています。

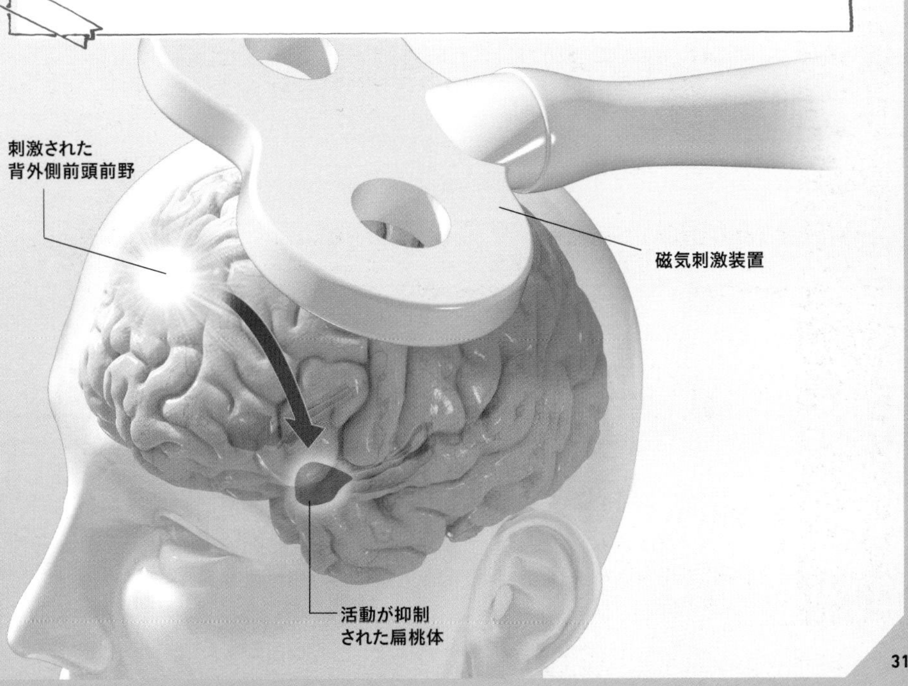

うつ病発症《びょうはっしょう》のサインを見《み》のがすな！

食欲《しょくよく》が落《お》ちたり，朝早《あさはや》く目覚《めざ》めたりする場合《ばあい》は危険信号《きけんしんごう》

うつ病《びょう》の発症《はっしょう》には，個人《こじん》の性《せい》格《かく》が大《おお》きくかかわっています。とくに，几帳面《きちょうめん》，生真面目《きまじめ》，責《せき》任感《にんかん》・正義感《せいぎかん》が強《つよ》い，完璧主義《かんぺきしゅぎ》というような性格《せいかく》の場合《ばあい》，大《おお》きな環《かん》境《きょう》の変化《へんか》があったとしても融通《ゆうずう》がきかず，人一倍《ひといちばい》ストレスを受《う》けやすいため，うつ病《びょう》を発症《はっしょう》する危険《きけん》性《せい》が高《たか》いことが報告《ほうこく》されています。

日本《にほん》では，几帳面《きちょうめん》や生真面目《きまじめ》といった性格《せいかく》がほめられる傾向《けいこう》があり，ストレスで心《こころ》が悲鳴《ひめい》を上《あ》げていても周囲《しゅうい》に助《たす》けを求《もと》めることができず，問題《もんだい》を抱《かか》えてしまいがちです。まずはストレスを受《う》けやすい性格《せいかく》であることを自覚《じかく》し，上手《じょうず》に気分転換《きぶんてんかん》の方法《ほうほう》をみつけ，うつ病《びょう》の発症《はっしょう》を予防《よぼう》することが重要《じゅうよう》です。

うつ病《びょう》かどうかを判断《はんだん》するチェックポイントの一《ひと》つに，「食事《しょくじ》と睡眠《すいみん》」があります。食欲《しょくよく》が落《お》ちたり，食事《しょくじ》の量《りょう》が減《へ》ってきたり，朝《あさ》早《はや》く目《め》が覚《さ》めてしまったりするときは注意《ちゅうい》が必要《ひつよう》です。

また，うつ病《びょう》は自殺《じさつ》につながることもあるため，悩《なや》みを一人《ひとり》で抱《かか》えこんでいないか，周囲《しゅうい》の人《ひと》が気《き》にかけることも重要《じゅうよう》です。右上《みぎうえ》に，うつ病発症時《びょうはっしょうじ》のサインをまとめました。このようなサインをみつけた場合《ばあい》，まずはその人《ひと》の話《はなし》をよく聞《き》き，専門医《せんもんい》の受診《じゅしん》をすすめましょう。このとき，腫《は》れものにさわるようなあつかいをしてしまうと，相手《あいて》はさらに気《き》が滅入《めい》ってしまうため，いつもどおりに接《せっ》するのがポイントです。

うつ病患者《びょうかんじゃ》のサポートにもコツがあります。「うつはうつる」ともいわれ，支援者《しえんしゃ》が患者《かんじゃ》のネガティブな感情《かんじょう》に引《ひ》っぱられて，うつ病《びょう》にかかってしまうことがあるのです。付《つ》きっきりで看病《かんびょう》する必要《ひつよう》はありません。患者《かんじゃ》と適度《てきど》な距離《きょり》をおき，自分《じぶん》の時間《じかん》をもち，気分転《きぶんてん》換《かん》を行《おこな》うように心《こころ》がけましょう。

うつ病《びょう》のサイン（生活習慣《せいかつしゅうかん》）
表情《ひょうじょう》が暗《くら》い，元気《げんき》がない，顔色《かおいろ》が悪《わる》い。
口数《くちかず》が減《へ》る，ため息《いき》がふえる。
服装《ふくそう》や身《み》だしなみといった外見《がいけん》を気《き》にしなくなる。
食欲《しょくよく》が減《へ》る一方《いっぽう》，飲酒《いんしゅ》の量《りょう》がふえる。
「自分《じぶん》はダメな人間《にんげん》だ」など否定的《ひていてき》な発言《はつげん》がふえる。
以前《いぜん》は読《よ》んでいた朝刊《ちょうかん》を読《よ》まなくなるなど，毎日《まいにち》の生活《せいかつ》パターンがくずれている。

うつ病《びょう》のサイン（仕事《しごと》）
体力《たいりょく》，判断力《はんだんりょく》，効率《こうりつ》が落《お》ち，残業《ざんぎょう》ややり残《のこ》しがふえる。
遅刻《ちこく》や欠勤《けっきん》，午前休《ごぜんやす》みがふえる。
周囲《しゅうい》に援助《えんじょ》を求《もと》めず，仕事《しごと》を一人《ひとり》で抱《かか》えこんでいるようにみえる。

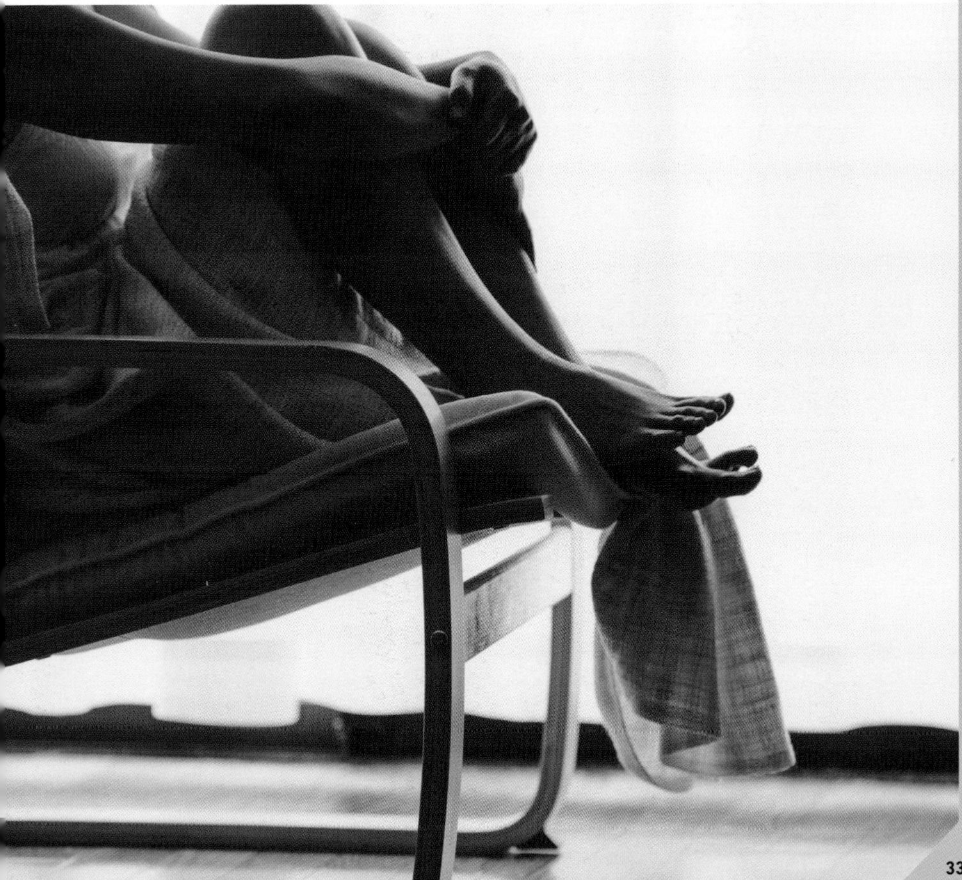

うつ病《びょう》の人《ひと》との接《せっ》し方《かた》

いっしょになおしていこうという態度《たいど》が大切《たいせつ》

うつ病《びょう》になると，意欲《いよく》が低下《ていか》して気分《きぶん》が落《お》ちこみ，不眠《ふみん》や食欲不振《しょくよくふしん》におちいります。

倦怠感《けんたいかん》によって何《なに》をするのもめんどうになってしまうため，病気《びょうき》であることを認識《にんしき》していない周囲《しゅうい》の人《ひと》から「なまけている」などと誤解《ごかい》されてしまうことがあります。しかし，本人《ほんにん》は「がんばろうと思《おも》っても動《うご》けない状態《じょうたい》」におちいっているため，こういった誤解《ごかい》は，「がんばれない自分《じぶん》はダメな人間《にんげん》だ」などという自責《じせき》の念《ねん》を本人《ほんにん》にあたえ，うつ病《びょう》をより重症化《じゅうしょうか》させる原因《げんいん》になります。

うつ病《びょう》は早期《そうき》発見《はっけん》・早期《そうき》治療《ちりょう》が重要《じゅうよう》であり，治療《ちりょう》が遅《おく》れるほど症《しょう》状《じょう》が長引《ながび》くことが知《し》られています。不眠《ふみん》や倦怠感《けんたいかん》といった身体症状《しんたいしょうじょう》や，気分《きぶん》の落《お》ちこみ，あせりや不安《ふあん》などがつづいているときは，まず専門《せんもん》医《い》を受診《じゅしん》してみることが大切《たいせつ》です。

「うつ病《びょう》の人《ひと》に『がんばれ』は禁句《きんく》」という話《はなし》を聞《き》いたことはないでしょうか？　しかし，「いっしょにがんばっていこう」という意味《いみ》での「がんばれ」は適切《てきせつ》な接《せっ》し方《かた》だといいます。禁句《きんく》なのは，無《む》責任《せきにん》な「がんばれ」です。

ただ漠然《ばくぜん》と「がんばれ」といわれただけでは，どうがんばればよいかがわからず困惑《こんわく》し，不満《ふまん》がたまってしまいます。**まず，「悲《かな》しいんだね」などとうつ病《びょう》の人《ひと》の感情《かんじょう》に共感《きょうかん》し，その後《ご》「問題《もんだい》を解決《かいけつ》するにはどうすればよいのか」を話《はな》し合《あ》います**。このときにかける「がんばれ」は適切《てきせつ》なはげましであり，本人《ほんにん》は回復《かいふく》へと進《すす》みはじめることができるといいます。

「がんばれ」は，必《かなら》ずしも禁句《きんく》ではない

うつ病《びょう》の人《ひと》に「がんばれ」といってはいけない，という風潮《ふうちょう》が広《ひろ》まっています。しかし，「いっしょにがんばっていこう」という意味《いみ》での「がんばれ」は，適《てき》切《せつ》な接《せっ》し方《かた》だとされています。

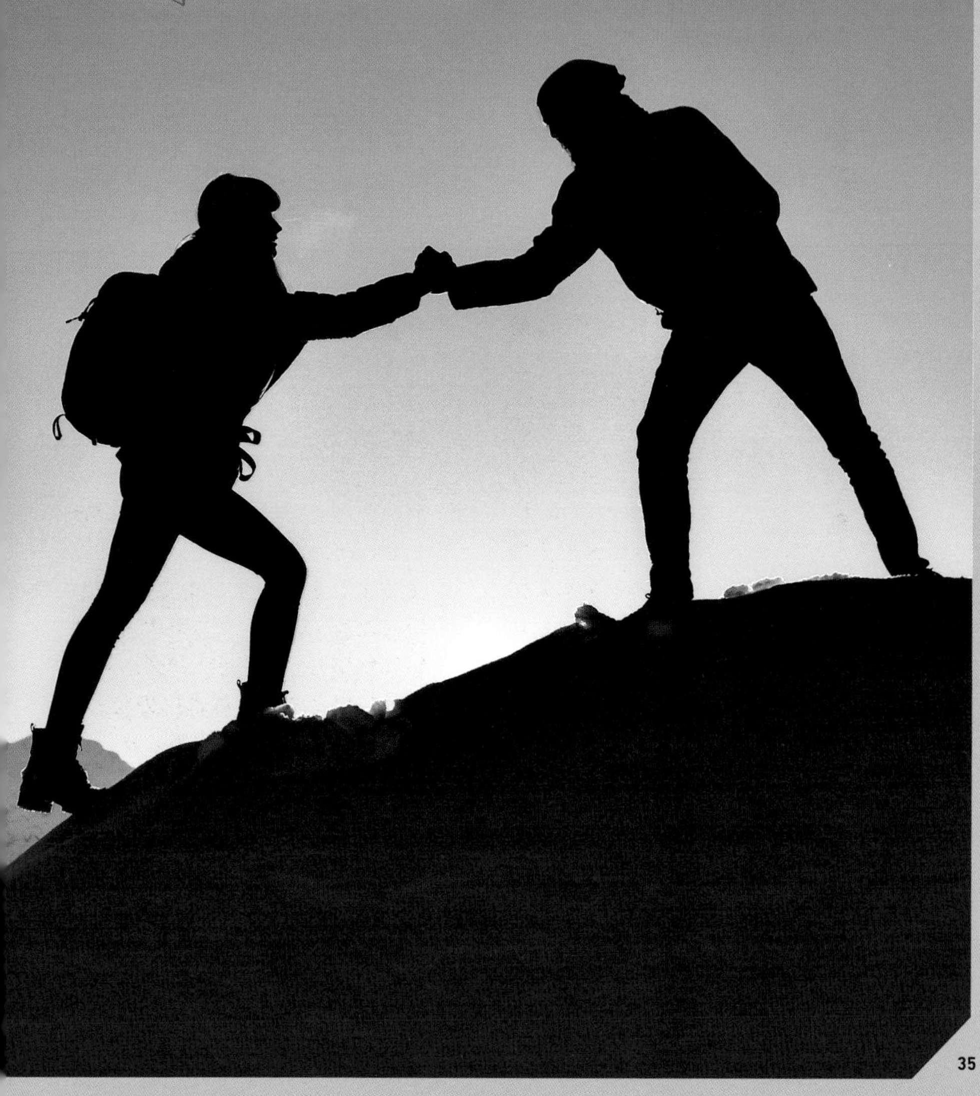

「うつ病」ってどんな病気?

大切《たいせつ》な人《ひと》を失《うしな》わないための『TALK』

自殺《じさつ》を防《ふせ》ぐための4か条《じょう》を覚《おぼ》えておこう

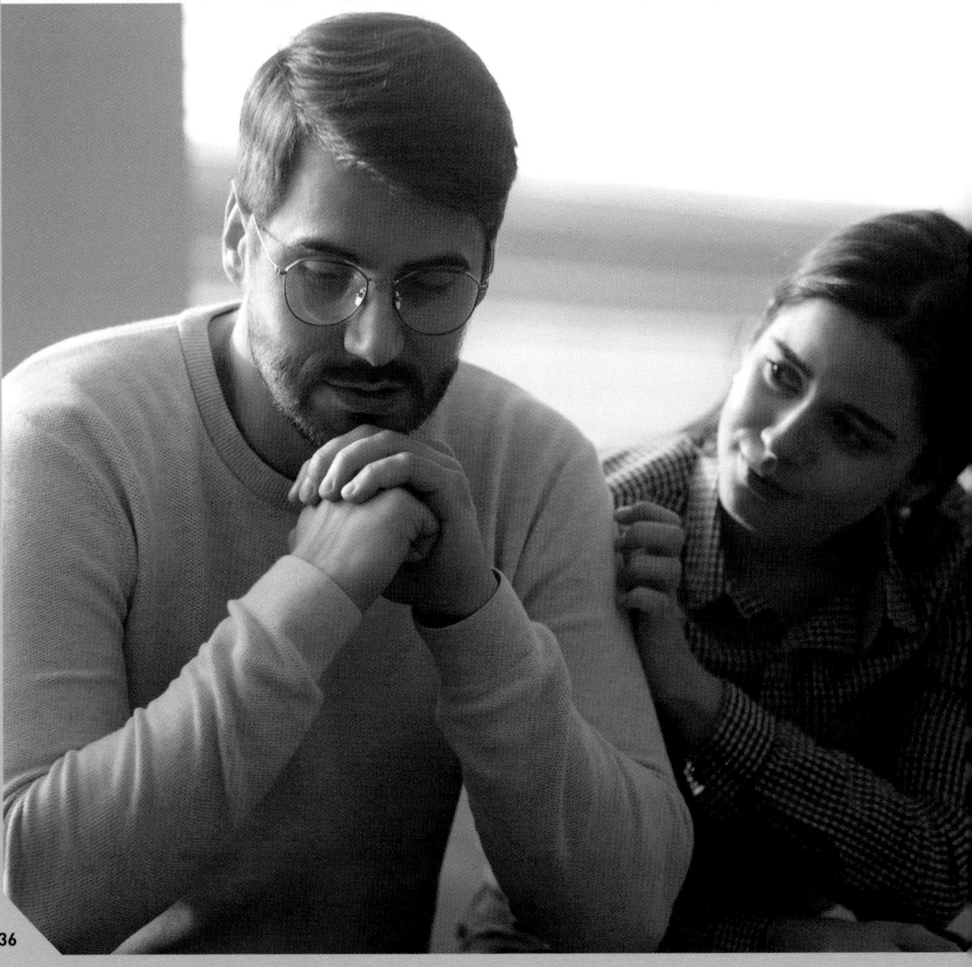

うつ病《びょう》やほかの精神疾患《せいしんしっかん》にかかっているときは，自殺《じさつ》のリスクが高《たか》まってしまいます。**あなたの大切《たいせつ》な人《ひと》を失《うしな》わないために，自殺予防《じさつよぼう》の四《よっ》つの原則《げんそく》の頭文字《かしらもじ》をとった「TALK」を覚《おぼ》えておきましょう。**

「TALK」は，Tell（伝《つた》える：あなたのことをとても心配《しんぱい》しており，自殺《じさつ》してはいけない，とはっきり伝《つた》える），Ask（たずねる：自殺《じさつ》したいと思《おも》う気持《きも》ちがあるか直接《ちょくせつ》たずねる），Listen（聞《き》く：絶望的《ぜつぼうてき》な気持《きも》ちに耳《みみ》を傾《かたむ》ける），Keep safe（安全確保《あんぜんかくほ》：危《あぶ》ないと感《かん》じたら一人《ひとり》にしない）の頭文字《かしらもじ》をとったものです。

うつ病《びょう》は，抗《こう》うつ薬《やく》を服用《ふくよう》するなど，適切《てきせつ》な治療《ちりょう》を受《う》けることでなおる病気《びょうき》です。自殺《じさつ》によって家族《かぞく》や友人《ゆうじん》を失《うしな》わないように，うつ病《びょう》のサインがあらわれたら，まずは専門医《せんもんい》に相談《そうだん》しましょう。

自殺《じさつ》を防《ふせ》ぐための４か条《じょう》「TALK」

Tell（伝《つた》える）	あなたのことをとても心配《しんぱい》していて，自殺《じさつ》しないでほしいと思《おも》っていることをはっきりと伝《つた》えること。
Ask（たずねる）	自殺《じさつ》したいという気持《きも》ちがあるか，直接《ちょくせつ》たずねること。
Listen（聞《き》く）	死《し》にたい気持《きも》ちや絶望的《ぜつぼうてき》な気持《きも》ちに耳《みみ》を傾《かたむ》けること。
Keep safe（安全確保《あんぜんかくほ》）	危《あぶ》ないと感《かん》じたら，一人《ひとり》にしないこと。また，場合《ばあい》によっては入院《にゅういん》などの措置《そち》をとること。

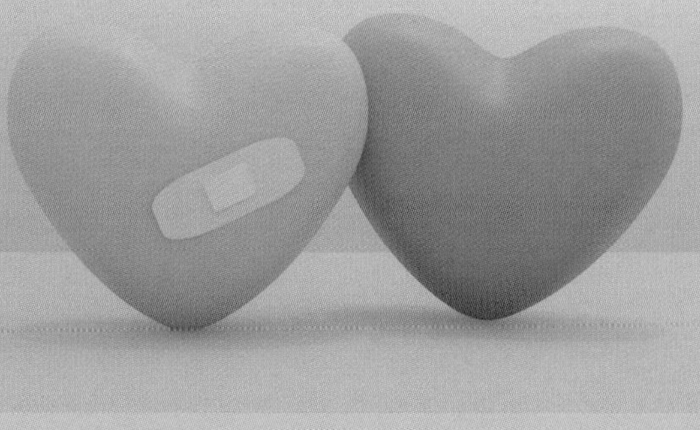

うつ病《びょう》とは似《に》て非《ひ》なる『双極性障害《そうきょくせいしょうがい》』

気分《きぶん》の高《たか》ぶりと落《お》ちこみがくりかえされる

双極性障害《そうきょくせいしょうがい》が悪化《あっか》していく過程《かてい》

症状《しょうじょう》が出《で》ていない寛解期《かんかいき》がしだいに短《みじか》くなり，症状《しょうじょう》の起伏《きふく》も大《おお》きくなっていきます。なお，必《かなら》ずしもこのような過程《かてい》を経《へ》るというわけではなく，症状《しょうじょう》は人《ひと》それぞれです。双極性障害《そうきょくせいしょうがい》の疑《うたが》いがある場合《ばあい》には，必《かなら》ず医師《いし》の診断《しんだん》を受《う》けましょう。

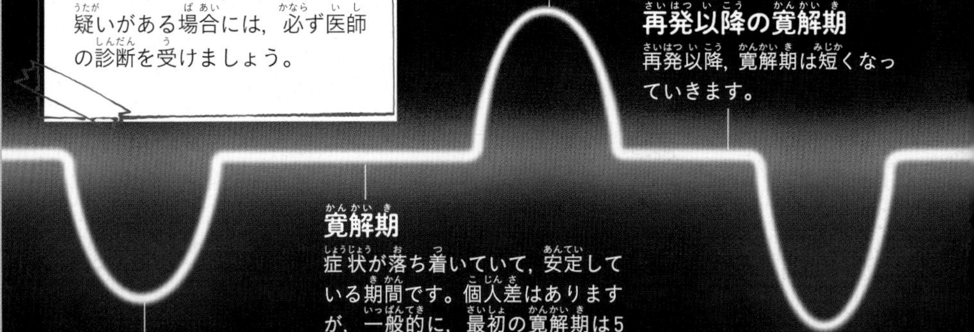

うつ状態《じょうたい》

気分《きぶん》が落《お》ちこみ，ふさぎこむ抑《よく》うつ状態《じょうたい》になります。最初《さいしょ》の症状《しょうじょう》が躁状態《そうじょうたい》からはじまる人《ひと》もいます。

寛解期《かんかいき》

症状《しょうじょう》が落《お》ち着《つ》いていて，安定《あんてい》している期間《きかん》です。個人差《こじんさ》はありますが，一般的《いっぱんてき》に，最初《さいしょ》の寛解期《かんかいき》は5年《ねん》ほどにわたります。

躁状態《そうじょうたい》

よくしゃべる，尊大《そんだい》な態度《たいど》をとる，神《かみ》の声《こえ》が聞《き》こえてくる，など人《ひと》によってさまざまな症状《しょうじょう》があらわれます。

再発以降《さいはついこう》の寛解期《かんかいき》

再発以降《さいはついこう》，寛解期《かんかいき》は短《みじか》くなっていきます。

「双《そう》極性障害《きょくせいしょうがい》」とは，活動《かつどう》が活発《かっぱつ》になる「躁状態《そうじょうたい》」と気分《きぶん》が落《お》ちこみ活動《かつどう》が抑制《よくせい》される「うつ状態《じょうたい》」がくりかえされる病気《びょうき》です。以前《いぜん》は「躁《そう》うつ病《びょう》」とよばれていましたが，うつ病《びょう》とは似《に》て非《ひ》なる病気《びょうき》です。

双極性障害《そうきょくせいしょうがい》のうち「Ⅰ型《がた》」とよばれるタイプでは，躁状態《そうじょうたい》が1週間以《しゅうかんい》上《じょう》，うつ状態《じょうたい》が2週間以上《しゅうかんいじょう》つづくとされます。最初《さいしょ》にあらわれた躁《そう》やうつの症状《しょうじょう》がおさまってから5年程度《ねんていど》，症《しょう》状《じょう》が落《お》ち着《つ》く「寛解期《かんかいき》」があり，その後《ご》，症状《しょうじょう》が再発《さいはつ》することがあります。

再発《さいはつ》をくりかえすと寛解期《かんかいき》はしだいに短《みじか》くなり，最終的《さいしゅうてき》に，1年《ねん》に4回以上《かいいじょう》も躁状態《そうじょうたい》とうつ状態《じょうたい》をくりかえす「急速交代型《きゅうそくこうたいがた》（ラピッドサイクラー）」になることもあります。

「Ⅱ型《がた》」とよばれるタイプでは，気《き》分《ぶん》の上昇《じょうしょう》が軽《かる》く短《みじか》い「軽躁《けいそう》」の状態《じょうたい》が4日以上《かいじょう》つづきます。Ⅰ型《がた》にくらべてうつ状態《じょうたい》が長《なが》いという特徴《とくちょう》があります。

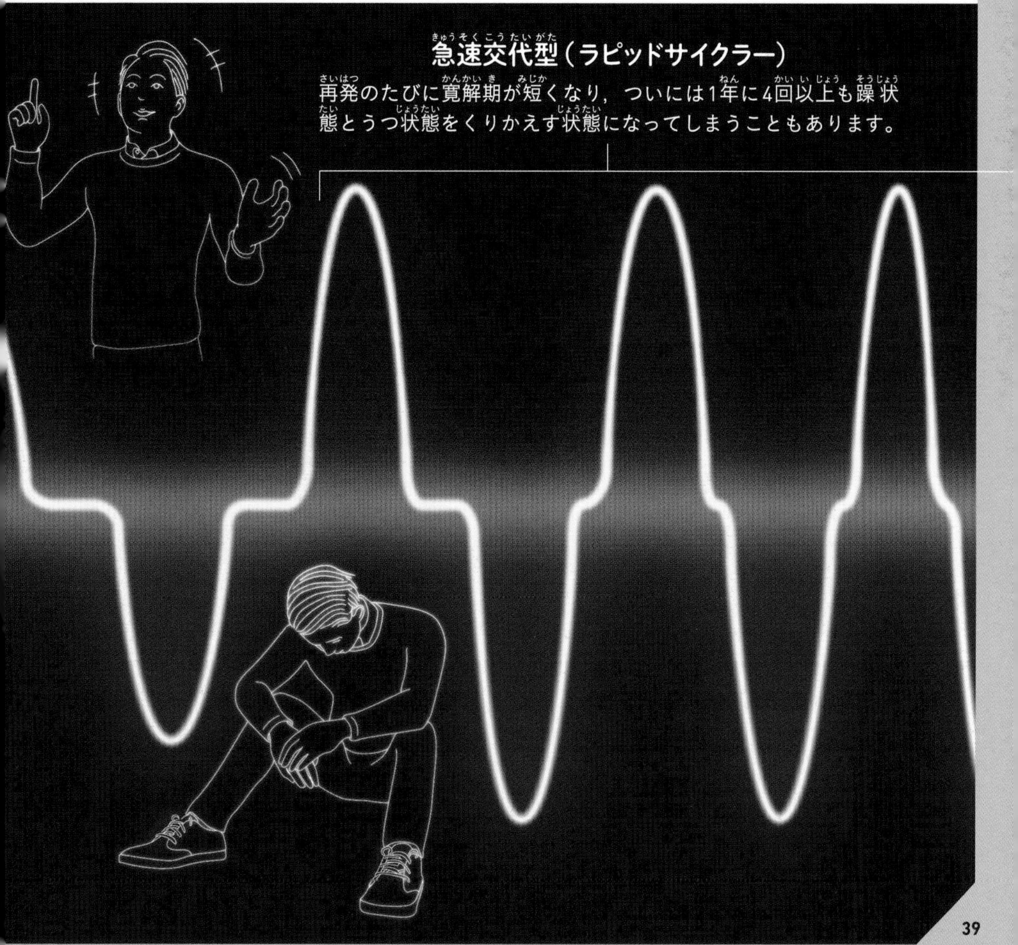

双極性障害《そうきょくせいしょうがい》は，診断《しんだん》までに時間《じかん》がかかる

うつ病《びょう》と誤診《ごしん》して抗《こう》うつ薬《やく》を使《つか》うと症状《しょうじょう》が悪化《あっか》することがある

双《そう》極性障害《きょくせいしょうがい》は，うつ病《びょう》と誤診《ごしん》される場合《ばあい》が多《おお》くあります。とくに軽躁《けいそう》がおきるⅡ型《がた》(前《ぜん》ページ)では，「うつ状態《じょうたい》が改善《かいぜん》して，気分《きぶん》がよくなっているだけだ」と誤解《ごかい》されがちです。うつ病《びょう》の治療《ちりょう》をしてもなかなかなおらず，長《なが》い年月《ねんげつ》がたってから双極性障害《そうきょくせいしょうがい》と診断《しんだん》されるケースが多《おお》くあります。双極性障害《そうきょくせいしょうがい》と診断《しんだん》されるまでには，平均《へいきん》で7年《ねん》もかかると報告《ほうこく》されています。

双極性障害《そうきょくせいしょうがい》の治療《ちりょう》には，気分安定《きぶんあんてい》薬《やく》や抗精神病薬《こうせいしんびょうやく》が用《もち》いられます。うつ病《びょう》に使用《しよう》される抗《こう》うつ薬《やく》を使用《しよう》してしまうと，むしろ再発《さいはつ》の可能性《かのうせい》が高《たか》くなったり，症状《しょうじょう》が悪化《あっか》したりしてしまう場合《ばあい》があります。

双極性障害《そうきょくせいしょうがい》も早期発見《そうきはっけん》が重要《じゅうよう》です。うつ病《びょう》と診断《しんだん》されている人《ひと》でも，「よくしゃべる」「尊大《そんだい》な態度《たいど》をとる」などの躁状態《そうじょうたい》の症状《しょうじょう》がみられる場合《ばあい》には，双極性障害《そうきょくせいしょうがい》を疑《うたが》って医師《いし》に相談《そうだん》してみましょう。

「精神科《せいしんか》」と「心療内科《しんりょうないか》」のちがい

精神科《せいしんか》は「心《こころ》」の症状《しょうじょう》が専門《せんもん》である一方《いっぽう》で，心療内科《しんりょうないか》は心理《しんり》的《てき》な要因《よういん》からおきる「体《からだ》」の症《しょう》状《じょう》が専門《せんもん》です。「気分《きぶん》が落《お》ちこむ」「イライラする」などの精神《せいしん》症状《しょうじょう》に悩《なや》んでいる場合《ばあい》は精神《せいしん》科《か》を，「ストレスで動悸《どうき》がする」「仕事《しごと》が嫌《いや》で胃《い》が痛《いた》い」などの身《しん》体症状《たいしょうじょう》に悩《なや》んでいる場合《ばあい》は心《しん》療内科《りょうないか》を受診《じゅしん》してみましょう。

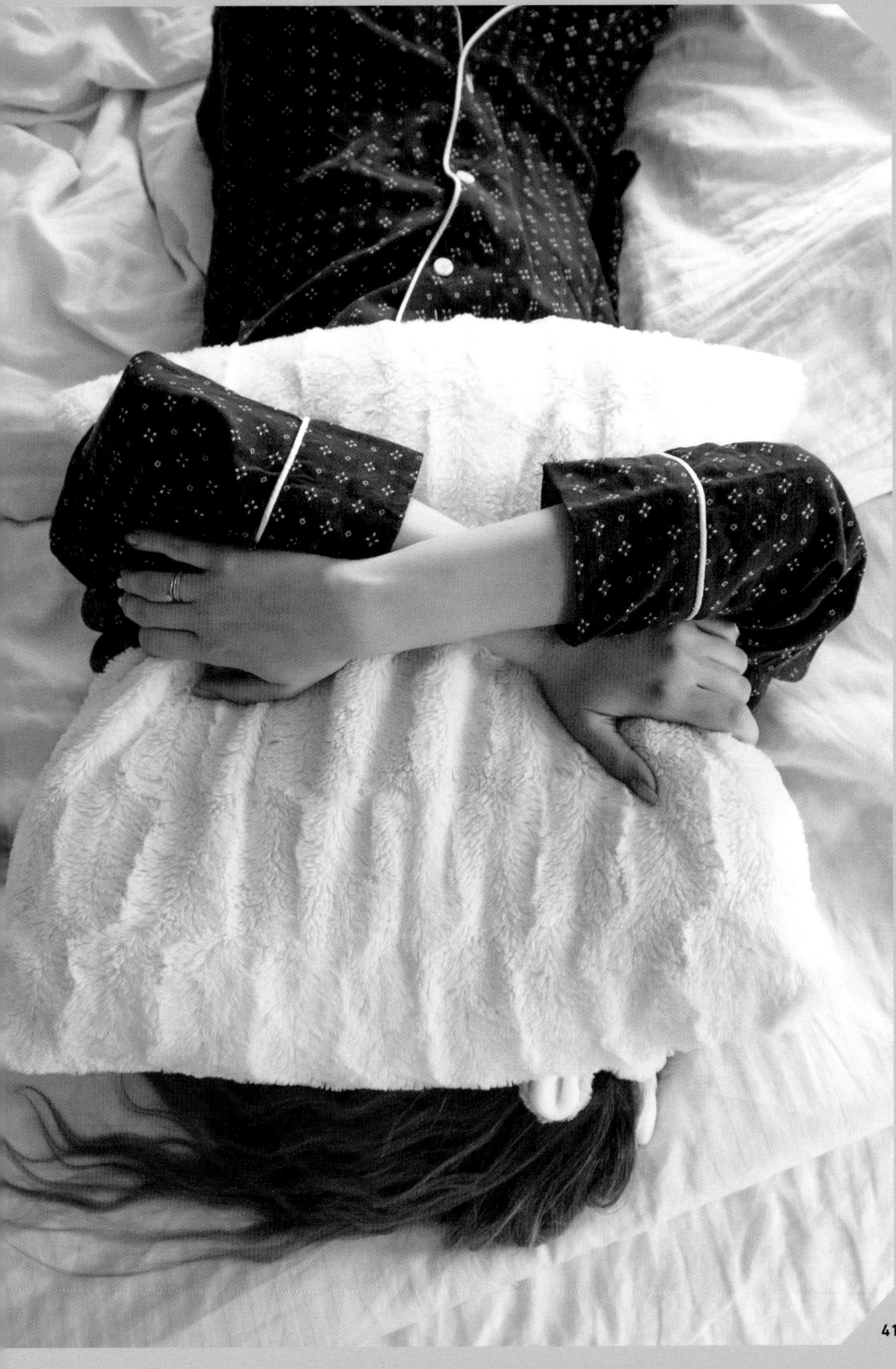

Column

コーヒーブレーク

日本《にほん》は，精神疾患《せいしんしっかん》での医療《いりょう》機関《きかん》の受診率《じゅしんりつ》が低《ひく》い

世《せ》界《かい》の国《くに》や地域《ちいき》で，精神疾患《せいしんしっかん》の有病率《ゆうびょうりつ》※が最《もっと》も高《たか》いのはニュージーランド（18.71%），次《つぎ》がオーストラリア（18.43%）です。

ただし，この結果《けっか》から「ニュージーランドやオーストラリアは精神疾《せいしんしっ》患《かん》が多《おお》い」と結論《けつろん》づけるのは早計《そうけい》です。**国民《こくみん》の精神疾患《せいしんしっかん》への意識《いしき》が高《たか》い国《くに》は診察《しんさつ》を受《う》ける人《ひと》が多《おお》く，有病率《ゆうびょうりつ》が高《たか》くなるからです。実際《じっさい》オーストラリアは，小学校《しょうがっこう》で認知《にんち》行動《こうどう》療法《りょうほう》が教《おし》えられるなど，精神疾患《せいしんしっかん》への意識《いしき》が高《たか》いことが知《し》られています。**

日本《にほん》は，精神疾患《せいしんしっかん》のある人《ひと》の医療《いりょう》機関《きかん》の受診率《じゅしんりつ》が低《ひく》いといわれます。2002～2005年《ねん》にWHOが行《おこな》った調査《ちょうさ》によると，中程度《ちゅうていど》の精神疾患《せいしんしっかん》を経験《けいけん》した人《ひと》のうち医療《いりょう》機関《きかん》を受診《じゅしん》した人《ひと》は，日本《にほん》では約《やく》17%でした。これは世界的《せかいてき》にも低《ひく》い値《あたい》です。

2013～2015年《ねん》に行《おこな》われた日本《にほん》での調査《ちょうさ》では約《やく》25%だったものの，やはり他国《たこく》より低《ひく》い値《あたい》です。また，**同《どう》調査《ちょうさ》のアンケートで「受診《じゅしん》したことを友人《ゆうじん》に知《し》られるのは恥《は》ずかしい」と答《こた》えた人《ひと》は約《やく》45%でした。**

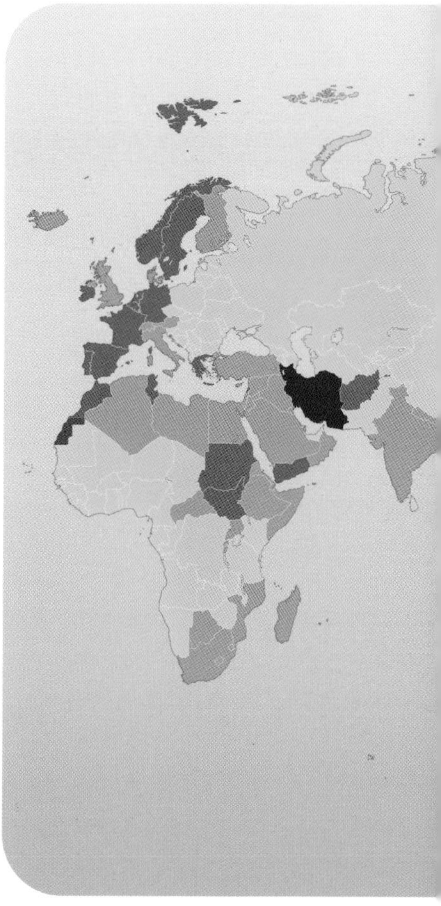

※：ある時点で病気にかかっている人の割合。

国《くに》・地域別《ちいきべつ》の精神疾患有病率《せいしんしっかんゆうびょうりつ》マップ

この地図《ちず》は，2017年《ねん》の調査時点《ちょうさじてん》において，さまざまな国《くに》や地域《ちいき》の人《ひと》の何《なん》%が精神疾患《せいしんしっかん》にかかっていたか（有病率《ゆうびょうりつ》）を推定《すいてい》し，その値《あたい》に応《おう》じて色分《いろわ》けしたものです。

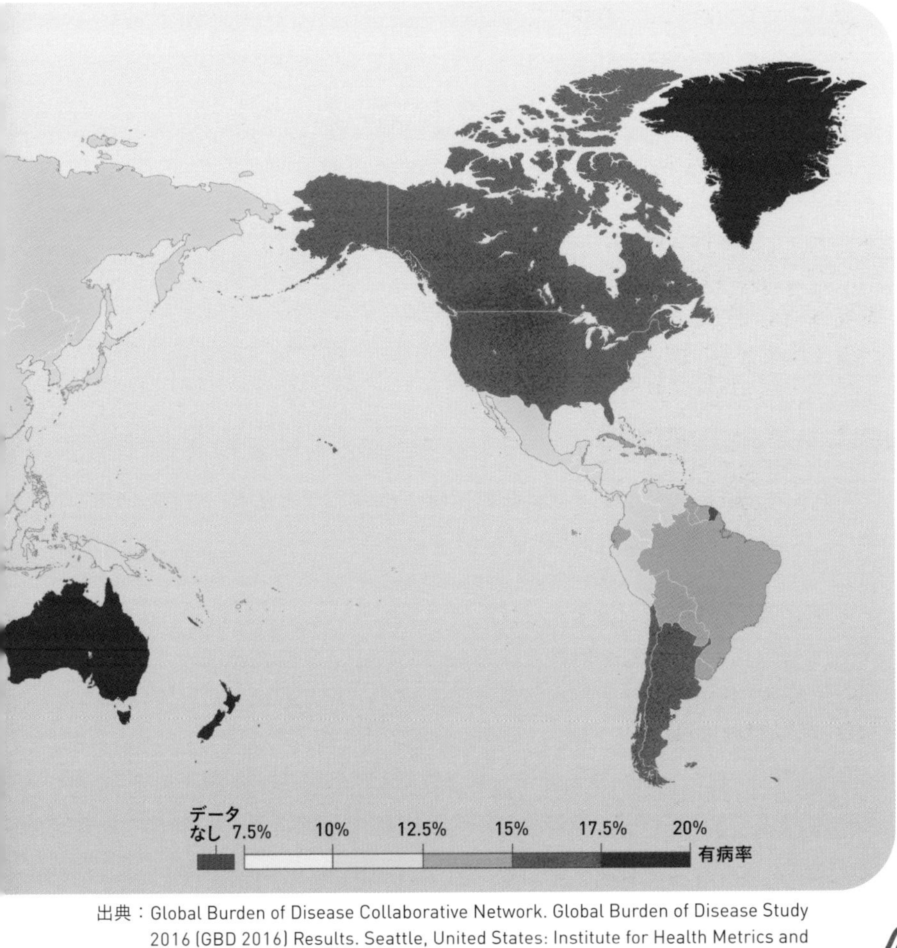

出典：Global Burden of Disease Collaborative Network. Global Burden of Disease Study 2016 (GBD 2016) Results. Seattle, United States: Institute for Health Metrics and Evaluation (IHME), 2017.

2

身近《みぢか》にひそむ『依存症《いぞんしょう》』

依存症《いぞんしょう》は年齢《ねんれい》や性別《せいべつ》を問《と》わず，だれもがなりうる病気《びょうき》です。近年《きんねん》は若《わか》い世代《せだい》を中心《ちゅうしん》に，インターネット依存《いぞん》やゲーム依存《いぞん》がふえているといいます。2章《しょう》では，依存《いぞん》してしまう心理《しんり》から脳《のう》のメカニズム，治療法《ちりょうほう》などを紹介《しょうかい》します。

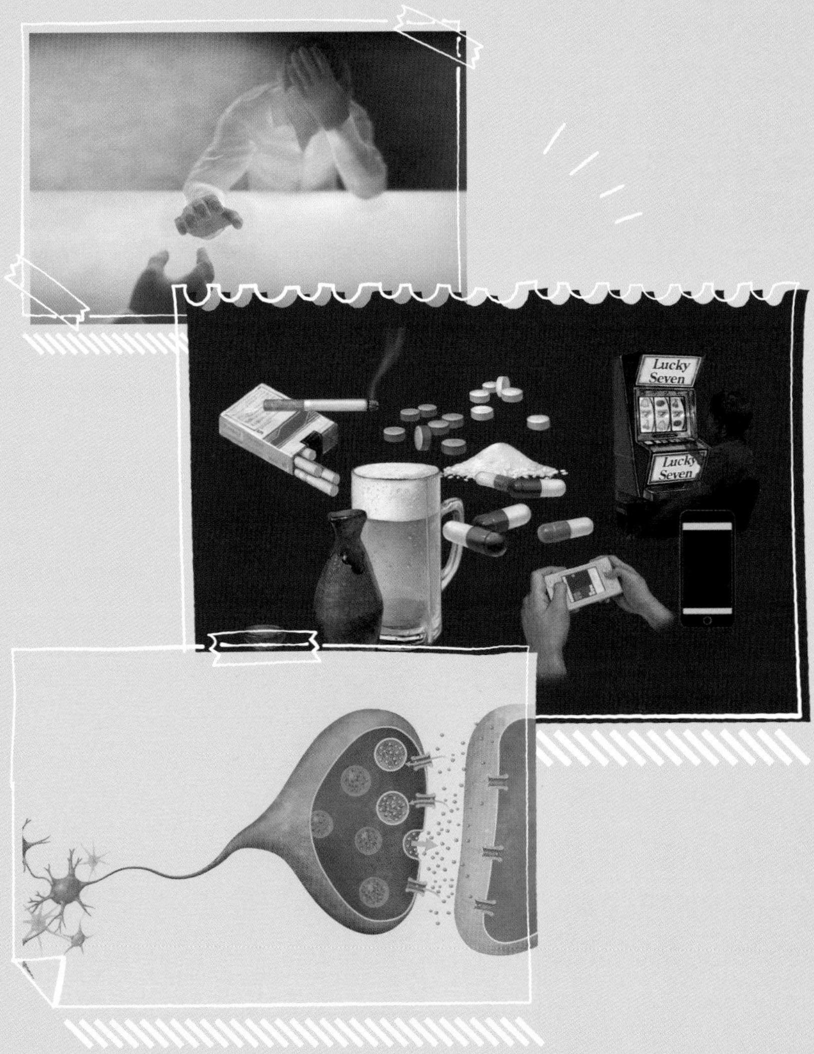
Lucky Seven
Lucky Seven

身近にひそむ「依存症」

『やめられない』状態《じょうたい》におちいってしまう！

依存症《いぞんしょう》は，だれにでもおこりうる病気《びょうき》

たとえば嫌《いや》なことがあったとき，あなたはどうしますか？　思《おも》いきった買《か》い物《もの》をしたり，友達《ともだち》とおしゃべりをしたり，いつもよりぜいたくなスイーツを食《た》べたりして，ストレスを発散《はっさん》する人《ひと》もいるでしょう。深夜《しんや》までゲームに没頭《ぼっとう》する，という人《ひと》もいるでしょう。

だれもが何《なに》かに依存《いぞん》しながら毎日《まいにち》を生《い》きています。依存症《いぞんしょう》は，その何《なに》かに依存《いぞん》しすぎるあまり，仕事《しごと》や生活《せいかつ》などに支障《ししょう》をきたしてしまう病気《びょうき》だといえます。

「依存症《いぞんしょう》」というと，お酒《さけ》や薬物《やくぶつ》のイメージが強《つよ》いかもしれません。しかし，依存《いぞん》の対象《たいしょう》となるものは，実《じつ》にさまざまです。

依存症《いぞんしょう》は，だれにでもおこりうる身近《みぢか》な病気《びょうき》です。

どうして「やめられない」状態《じょうたい》におちいってしまうのか……。誤解《ごかい》多《おお》き依存症《いぞんしょう》の，知《し》られざる実態《じったい》にせまっていきましょう。

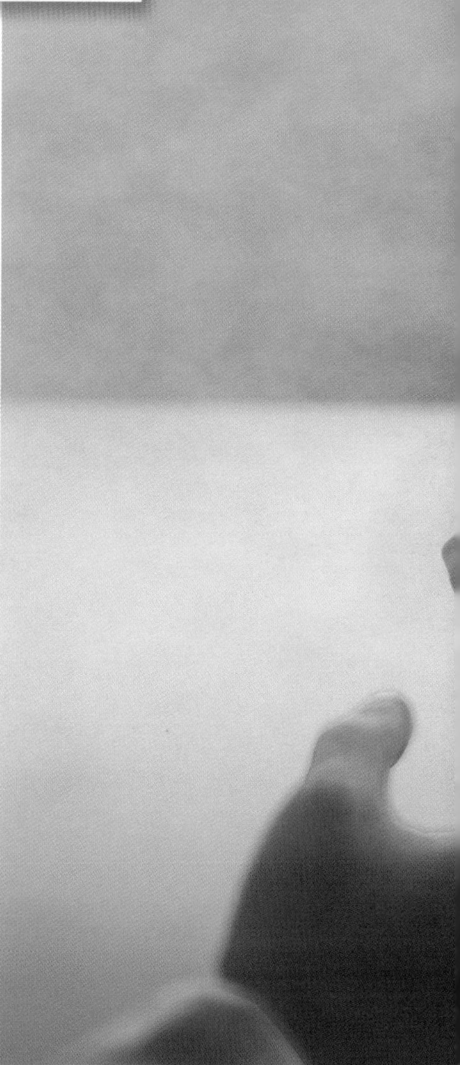

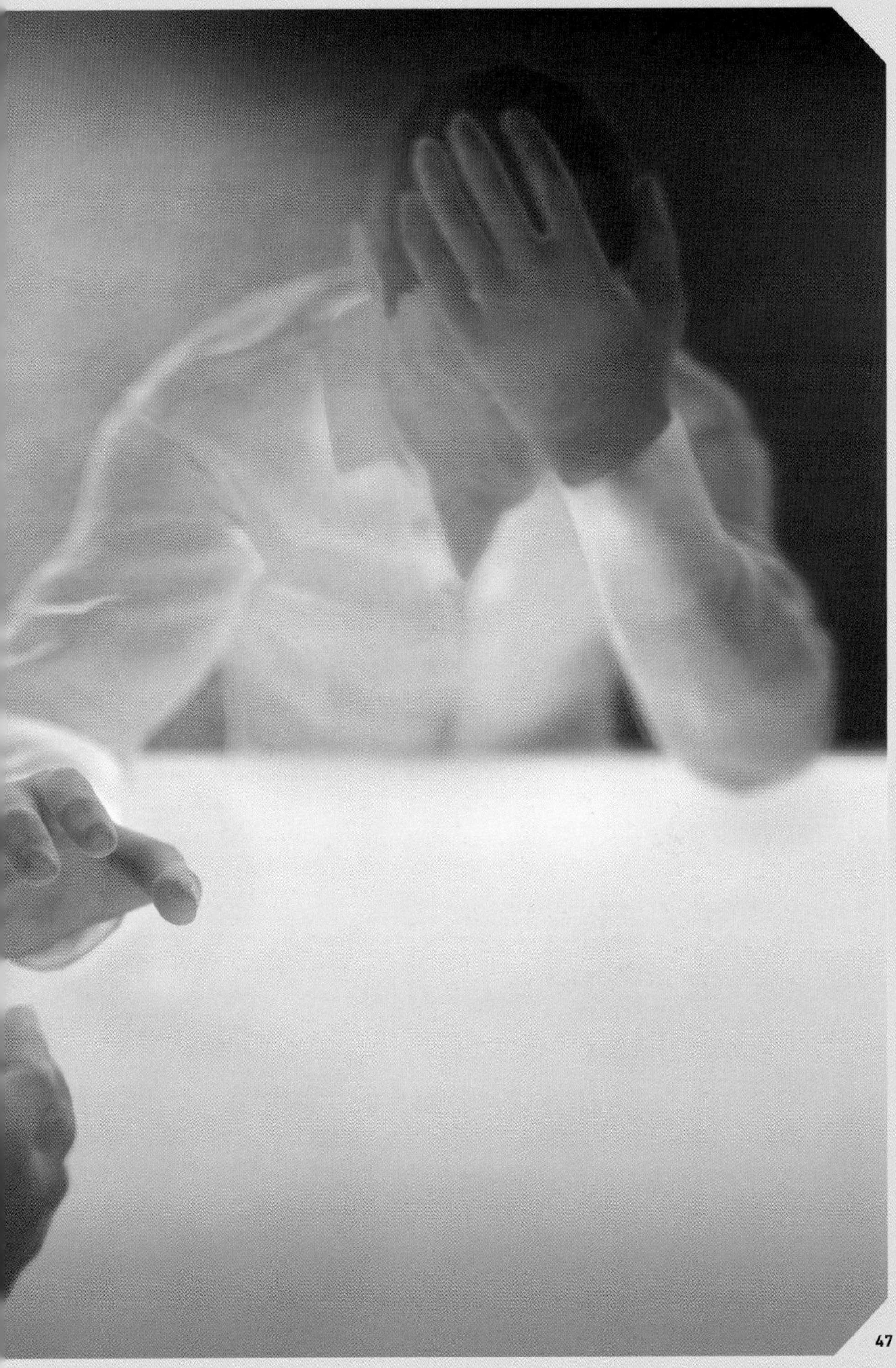

身近にひそむ「依存症」

依存《いぞん》する対象《たいしょう》は さまざま

薬《くすり》などの“モノ”だけでなく，“行為《こうい》”に依存《いぞん》することも

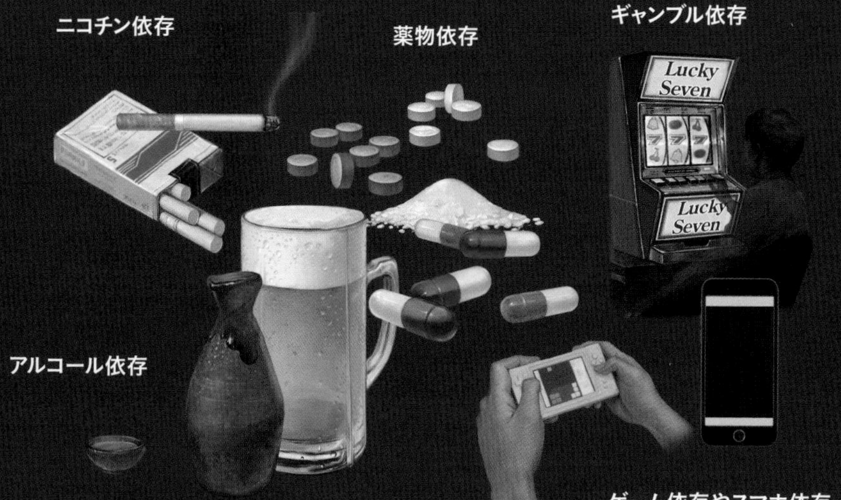

依存《いぞん》の対象《たいしょう》はお酒《さけ》やタバコだけではない

依存症《いぞんしょう》の対象《たいしょう》となる例《れい》をあげました。病気《びょうき》として認定《にんてい》されているものと，そうでないものがありますが，「やめられなくなってしまい，生活《せいかつ》に支障《ししょう》が出《で》る」という点《てん》では，どれも同《おな》じだといえます。

「依《い》存症《ぞんしょう》を引《ひ》きおこすもの」として有名《ゆうめい》なのが，お酒《さけ》，タバコ，違法薬物《いほうやくぶつ》です。しかし，これらとは無縁《むえん》の生活《せいかつ》を送《おく》っていても，依《い》存症《ぞんしょう》になる可能性《かのうせい》は十分《じゅうぶん》あります。

たとえば，市販薬《しはんやく》や処方薬《しょほうやく》の中《なか》には依存性《いぞんせい》の高《たか》い物質《ぶっしつ》を含《ふく》むものがあります。慢性的《まんせいてき》に服用《ふくよう》していると手《て》放《ばな》せなくなり，多量服用《たりょうふくよう》で死《し》に至《いた》る危険性《きけんせい》もあります。また，コーヒーなどに含《ふく》まれるカフェインも，依存《いぞん》症《しょう》をおこしうるものの一《ひと》つです。

このように，**何《なん》らかの物質《ぶっしつ》（薬物《やくぶつ》）に依存《いぞん》することを「物質依存症《ぶっしついぞんしょう》」とよびます。一方《いっぽう》で，何《なに》かをするという「行為《こうい》」そのものに依存《いぞん》することを，「行為依存症《こういいぞんしょう》（プロセス依存《いぞん》症《しょう》）※」といいます。**

行為依存症《こういいぞんしょう》の対象《たいしょう》は，買《か》い物《もの》，スマートフォン，仕事《しごと》，恋愛《れんあい》，ゲーム，食事《しょくじ》，ギャンブル，窃盗《せっとう》，自傷行為《じしょうこうい》など，さまざまです。つまり私《わたし》たちが日常的《にちじょうてき》に行《おこな》っている行為《こうい》も，依存《いぞん》の対象《たいしょう》になりうるのです。

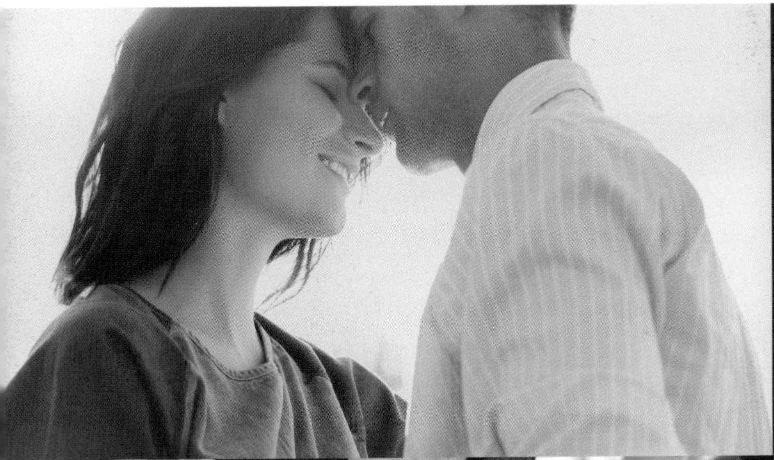

恋愛依存

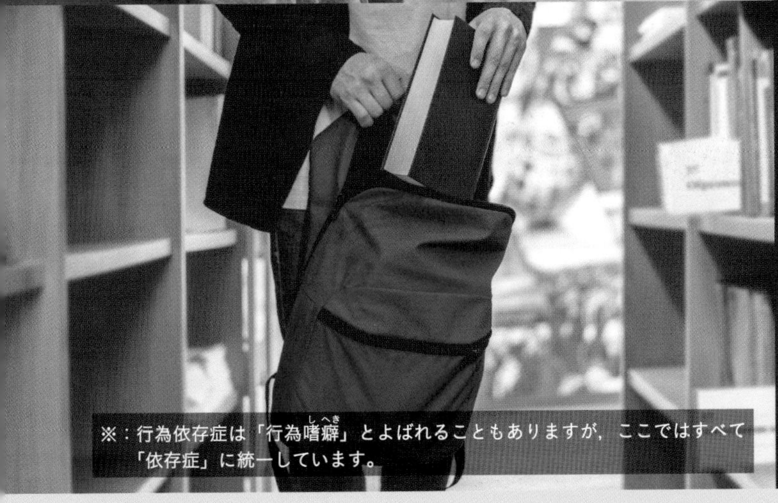

窃盗症・
万引き依存
（クレプトマニア）

※：行為依存症は「行為嗜癖《しへき》」とよばれることもありますが，ここではすべて「依存症」に統一しています。

中高生《ちゅうこうせい》の約《やく》4割《わり》が ネット依存《いぞん》かその予備軍《よびぐん》

ゲームがやめられない「ゲーム障害《しょうがい》」は，新《あら》たな病気《びょうき》に加《くわ》えられた

近《きん》年《ねん》，若年層《じゃくねんそう》を中心《ちゅうしん》とした行《こう》為《い》依存《いぞん》（前《ぜん》ページ）が問題《もんだい》視《し》されています。**2017年《ねん》から2018年《ねん》にかけての厚生労働省《こうせいろうどうしょう》の調査《ちょうさ》では，国内《こくない》の中高生《ちゅうこうせい》のうち，全体《ぜんたい》の4割《わり》にものぼる約《やく》250万人《まんにん》が，病的《びょうてき》なインターネット依存《いぞん》やその予備軍《よびぐん》だと推計《すいけい》されています。**ただし，インターネット依存症《いぞんしょう》は，正式《せいしき》な病気《びょうき》として認《みと》められているわけではありません。

一方《いっぽう》，ICD（11ページ）の最新版《さいしんばん》ICD-11では，ゲームがやめられない「ゲーム障害《しょうがい》」が新《あら》たな病気《びょうき》として加《くわ》えられました。「ゲームをする頻度《ひんど》や長《なが》さを制御《せいぎょ》できない」「ゲームを日常活動《にちじょうかつどう》よりも優先《ゆうせん》する」「問題《もんだい》がおきてもゲームを続《ぞっ》行《こう》する」などの症状《しょうじょう》が12か月《げつ》以《い》上《じょう》つづいている場合《ばあい》に，ゲーム障《しょう》害《がい》であるとされます。

ゲーム障害《しょうがい》が病気《びょうき》に加《くわ》えられたのを受《う》け，2020年《ねん》4月《がつ》，香川県《かがわけん》でゲーム障害《しょうがい》への対策《たいさく》を目的《もくてき》とした条例《じょうれい》が施行《しこう》されました。条例《じょうれい》には，18歳未満《さいみまん》を対象《たいしょう》に「ゲームの利用時間《りようじかん》を平日《へいじつ》60分《ぷん》まで，休日《きゅうじつ》90分《ぷん》まで」「スマートフォンの利用《りよう》（学習《がくしゅう》や家族《かぞく》との連絡以外《れんらくいがい》）を，中《ちゅう》学生以下《がくせいいか》は夜《よる》9時《じ》まで，高校生以《こうこうせいい》上《じょう》は夜《よる》10時《じ》まで」と制限《せいげん》した項《こう》目《もく》が含《ふく》まれています。

しかし，利用時間《りようじかん》の制限《せいげん》がゲーム障害《しょうがい》の予防《よぼう》にどれほど効果《こうか》があるのかについては，議論《ぎろん》がつづいています。**ゲームに依存《いぞん》する根本《こんぽん》的《てき》な原因《げんいん》は，家庭《かてい》や学校《がっこう》といった周囲《しゅうい》の環境《かんきょう》，遺伝的《いでんてき》・性格的気質《せいかくてききしつ》，ほかの精神疾患《せいしんしっかん》などさまざまだと考《かんが》えられています。**専門医《せんもんい》の受診《じゅしん》のみならず，各家庭《かくかてい》や学校《がっこう》と連携《れんけい》した個別《こべつ》の対応《たいおう》が大切《たいせつ》なのです。

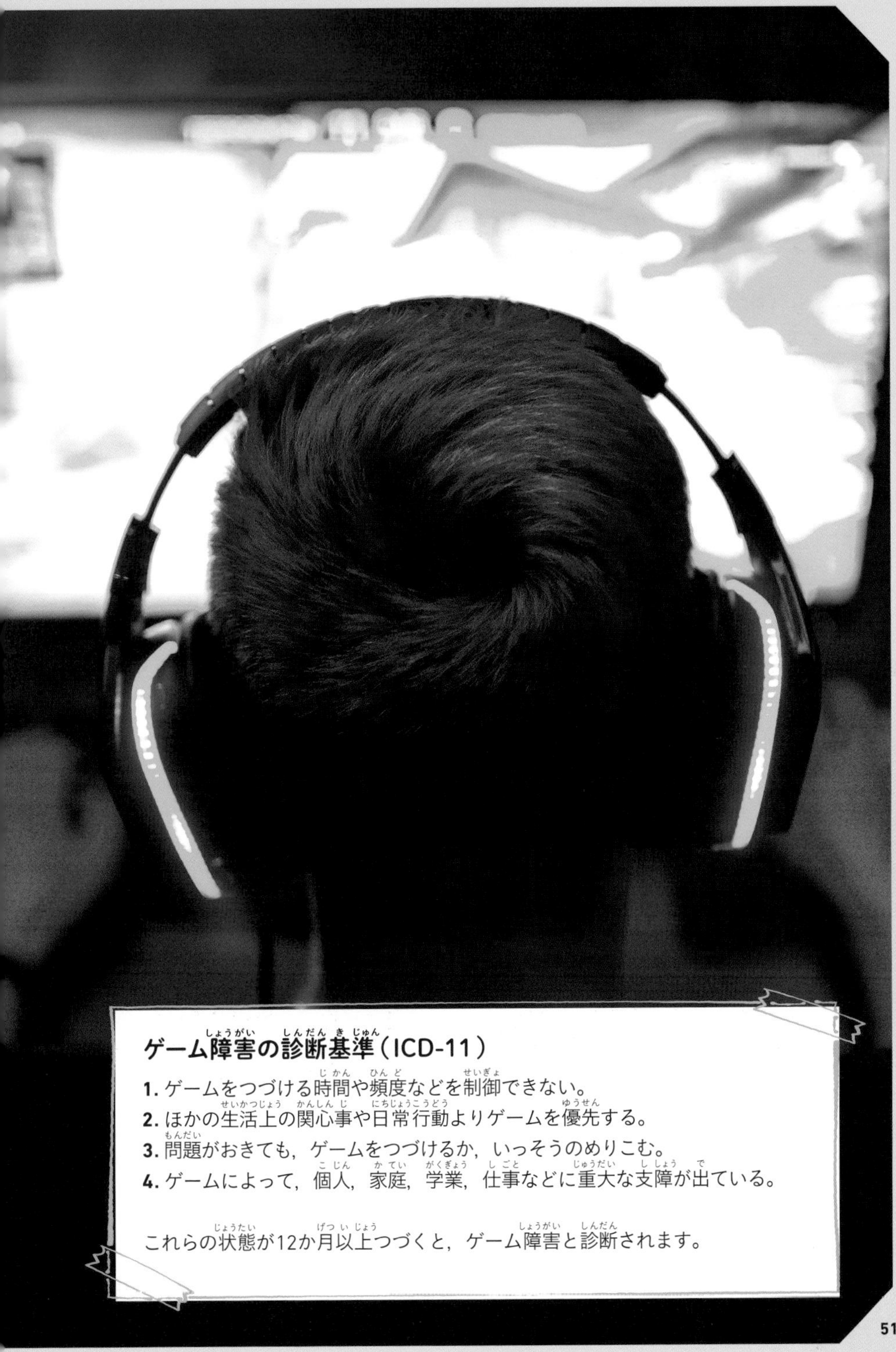

ゲーム障害《しょうがい》の診断基準《しんだんきじゅん》（ICD-11）

1. ゲームをつづける時間《じかん》や頻度《ひんど》などを制御《せいぎょ》できない。
2. ほかの生活上《せいかつじょう》の関心事《かんしんじ》や日常行動《にちじょうこうどう》よりゲームを優先《ゆうせん》する。
3. 問題《もんだい》がおきても，ゲームをつづけるか，いっそうのめりこむ。
4. ゲームによって，個人《こじん》，家庭《かてい》，学業《がくぎょう》，仕事《しごと》などに重大《じゅうだい》な支障《ししょう》が出《で》ている。

これらの状態《じょうたい》が12か月以上《げついじょう》つづくと，ゲーム障害《しょうがい》と診断《しんだん》されます。

身近にひそむ「依存症」

『大事《だいじ》なものランキング』に変化《へんか》がおきる

家族《かぞく》や生活《せいかつ》より，依存《いぞん》の対象《たいしょう》が大事《だいじ》になる

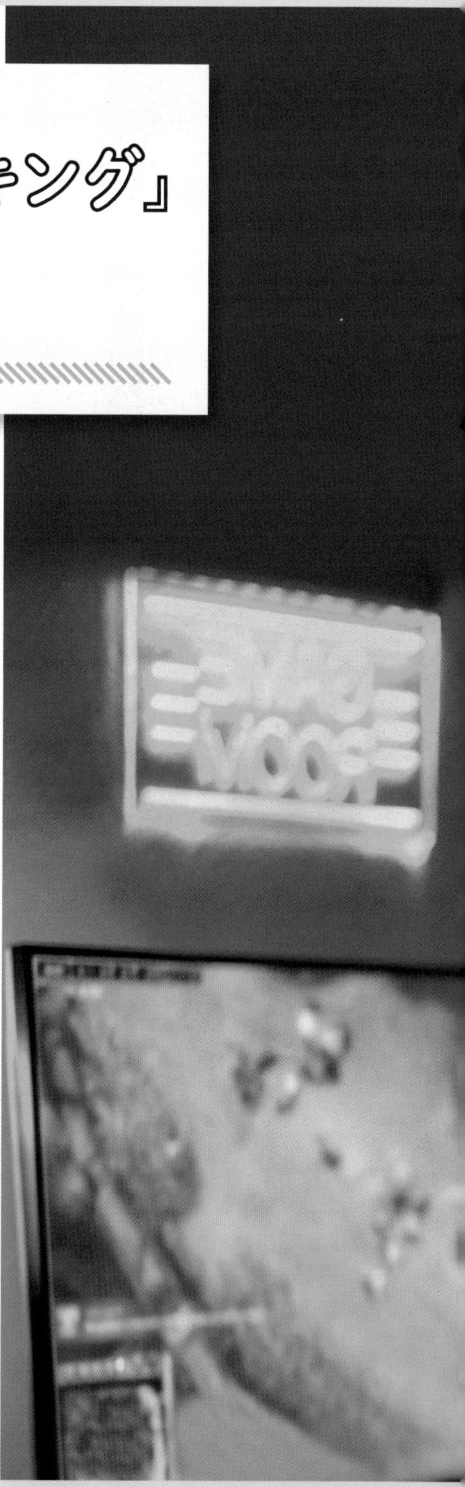

依存症《いぞんしょう》になると，本人《ほんにん》の「大事《だいじ》なものランキング」が変《か》わってしまうといいます。

依存症《いぞんしょう》になる前《まえ》は，自分《じぶん》にとって大事《だいじ》なものを順番《じゅんばん》に並《なら》べたとき，家族《かぞく》や恋人《こいびと》，友人《ゆうじん》，仕事《しごと》，将来《しょうらい》の夢《ゆめ》，健康《けんこう》など，ほんとうに大事《だいじ》なものが依存対象《いぞんたいしょう》よりも上位《じょうい》に位置《いち》づけられています。

ところが依存症《いぞんしょう》になると，家族《かぞく》や健康《けんこう》などをさしおいて，依存対象《いぞんたいしょう》が圧倒的《あっとうてき》な1位《い》となってしまうのです。

依存症《いぞんしょう》の人《ひと》は，自分《じぶん》では依存《いぞん》することを制御《せいぎょ》できない状態《じょうたい》にあります（コントロール障害《しょうがい》）。

「大事《だいじ》なものランキング」に異常《いじょう》がみられたら，その「やめられない」は依存症《いぞんしょう》かもしれません。

しかしこの変化《へんか》は自分《じぶん》では気《き》がつきにくく，家族《かぞく》もわからないことがあります。たまに会《あ》う友人《ゆうじん》などが，「変《か》わったな」と気《き》づくことがあるようです。

大事《だいじ》なものランキングの変化《へんか》（ゲーム障害《しょうがい》の場合《ばあい》）

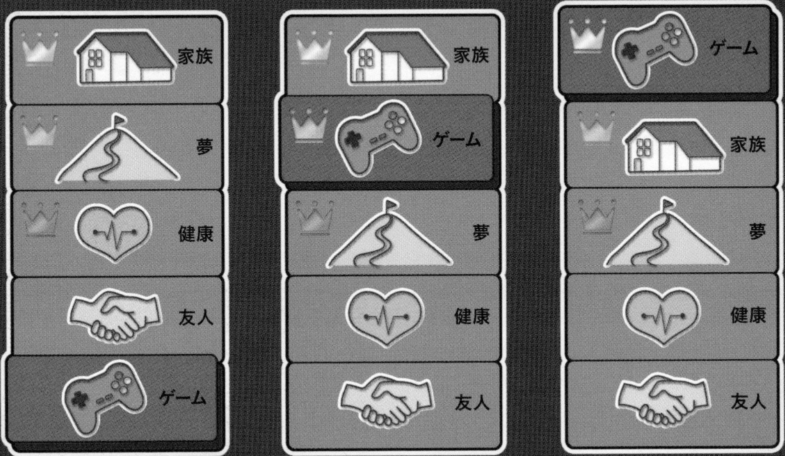

趣味《しゅみ》の段階《だんかい》

・ストレス発散《はっさん》になる。
・生活《せいかつ》に支障《ししょう》はない。

依存症予備軍《いぞんしょうよびぐん》

・ほぼ自分《じぶん》で抑制《よくせい》できる。
・たまに日常生活《にちじょうせいかつ》に支障《ししょう》が出《で》る。

依存症《いぞんしょう》

・一日中《いちにちじゅう》対象《たいしょう》のことを考《かんが》える。
・時間《じかん》やお金《かね》を浪費《ろうひ》する。
・社会生活《しゃかいせいかつ》に支障《ししょう》が出《で》る。

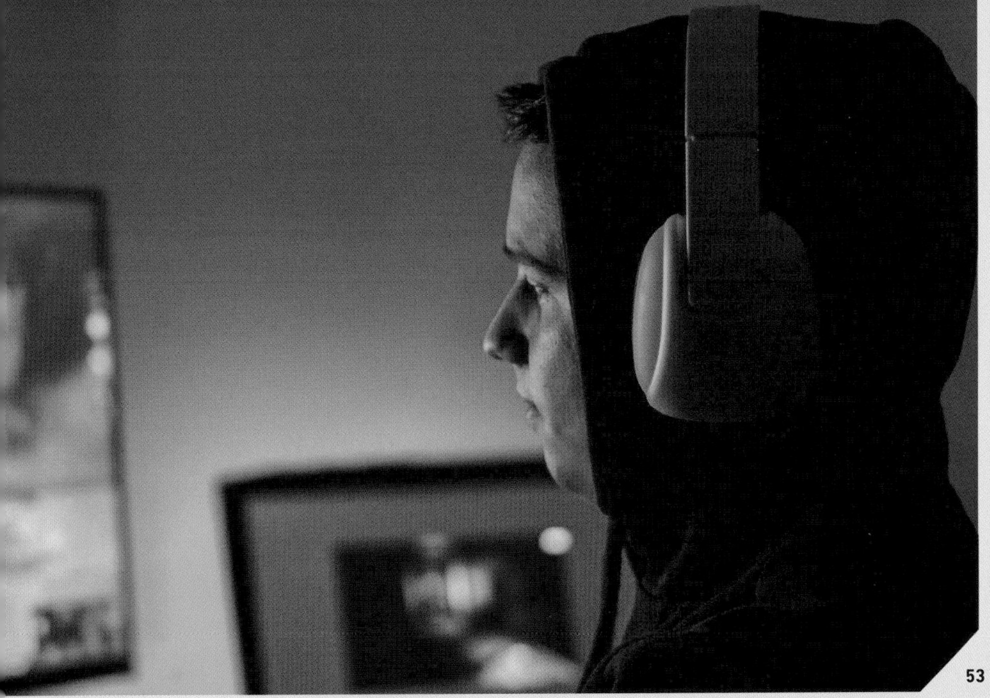

身近にひそむ「依存症」

依存症《いぞんしょう》の人《ひと》に共通《きょうつう》する特徴《とくちょう》

自分《じぶん》が依存症《いぞんしょう》だと認《みと》めたくない

依《い》存症《ぞんしょう》の定義《ていぎ》はあいまいで，その人《ひと》が何《なに》に依存《いぞん》しているのか，どんな状況《じょうきょう》に置《お》かれているのかによって，病的《びょうてき》な依存《いぞん》かどうかの判断《はんだん》が変《か》わります。しかし，どんな依存症《いぞんしょう》であっても，患者《かんじゃ》には共通《きょうつう》した，ある特徴《とくちょう》がみられるといいます。

それは，「自分《じぶん》が依存症《いぞんしょう》だと認《みと》めたくない」「周囲《しゅうい》の人《ひと》にさとられたくない」という心理《しんり》がはたらくことです。この心理《しんり》によって，まわりから依存症《いぞんしょう》の可能性《かのうせい》を指摘《してき》されると強《つよ》く否定《ひてい》したり，「確《たし》かにハメをはずすことがあるけど，それほど重症《じゅうしょう》ではない」と事態《じたい》を軽視《けいし》したりします。

このような特徴的《とくちょうてき》な発言《はつげん》や思考《しこう》は，「否認《ひにん》」とよばれます。否認《ひにん》している人《ひと》は，うそをついているという自覚《じかく》がない場合《ばあい》も多《おお》く，「自分《じぶん》は依《い》存症《ぞんしょう》ではなく，ちゃんとコントロールできているから，もう1杯《ぱい》くらいお酒《さけ》を飲《の》んでも大丈夫《だいじょうぶ》」というように，さらに依存《いぞん》するための口実《こうじつ》にすることもあります。

アルコール依存症患者《いぞんしょうかんじゃ》の発言《はつげん》の例《れい》

問題《もんだい》の否認《ひにん》

自分《じぶん》は依存症《いぞんしょう》ではない。

自分《じぶん》が飲《の》んでいるのはビールだ。
ビールは酒《さけ》ではない。

自分《じぶん》の意志《いし》で，
飲酒量《いんしゅりょう》をコントロールできている。

あきらめ

せちがらい世《よ》の中《なか》だ。
どうせ酒《さけ》をやめても，
楽《たの》しいことなんてない。

体《からだ》に害《がい》があるのは知《し》っているが，
むしろ，その害《がい》で死《し》にたいくらいだ。

やめようと思《おも》えば，
明日《あす》からでもやめられる。

事態《じたい》の軽視《けいし》

この程度《ていど》は，酒《さけ》に
おぼれているうちに入《はい》らない。

たまにハメをはずすが，
だれにも迷惑《めいわく》をかけていないし，
それほど重症《じゅうしょう》ではない。

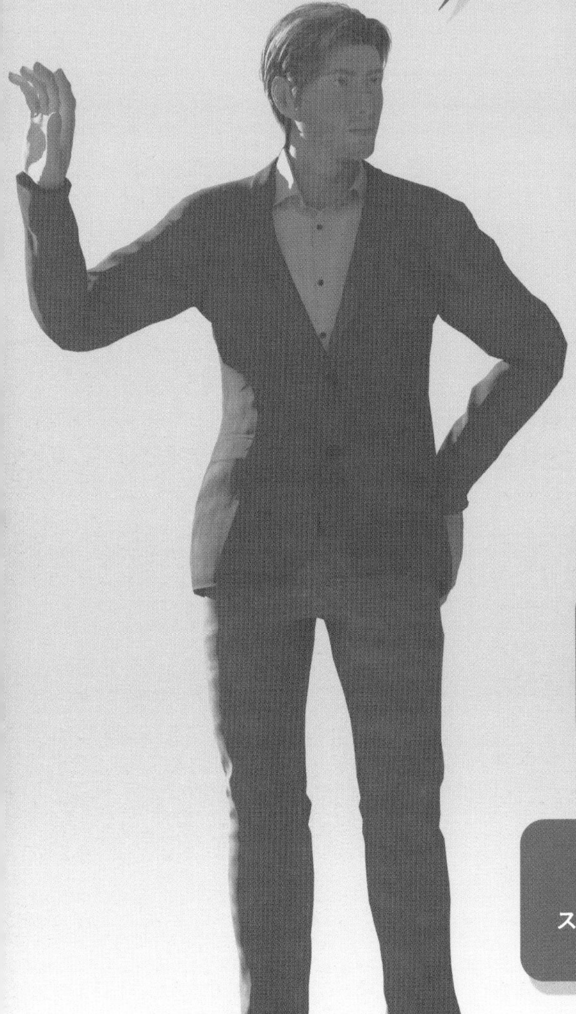

責任《せきにん》の転嫁《てんか》

仕事《しごと》のつきあいだから
しかたがない。

酒《さけ》を手放《てばな》せないのは，
ストレスだらけの社会《しゃかい》のせいだ。

依存症者《いぞんしょうしゃ》の世話《せわ》をやくことに依存《いぞん》する『共依存《きょういぞん》』

世話《せわ》をすることで自分《じぶん》の存在価値《そんざいかち》を見《み》いだす

とくに近《ちか》しい人《ひと》の間《あいだ》でみられる病的《びょうてき》な関係性《かんけいせい》が，人間関係《にんげんかんけい》依《い》存《ぞん》です。通常《つうじょう》は身近《みぢか》な家族《かぞく》，パートナーが依存《いぞん》の対象《たいしょう》になります。

暴力《ぼうりょく》の加害者《かがいしゃ》と被害者《ひがいしゃ》の関係《かんけい》にある人《ひと》，経済的《けいざいてき》な支援《しえん》や体《からだ》の保護《ほご》などに深《ふか》くかかわっている医療福祉《いりょうふくし》関《かん》係者《けいしゃ》などが対象《たいしょう》になることもあります。物質依存《ぶっしついぞん》，行為依存《こういいぞん》に関連《かんれん》して認《みと》められることが多《おお》いです。

人間関係依存《にんげんかんけいいぞん》は共依存《きょういぞん》ともいわれ，世話《せわ》をやかれる人《ひと》（依存者《いぞんしゃ》）と，世話《せわ》をやく人《ひと》（共依存者《きょういぞんしゃ》）の間《あいだ》におきる依存《いぞん》です。

共依存者《きょういぞんしゃ》は，依存者《いぞんしゃ》の世話《せわ》をすることに自分《じぶん》の存在価値《そんざいかち》を見《み》いだしており，自分《じぶん》や自分《じぶん》の果《は》たすべき社会《しゃかい》的責任《てきせきにん》を犠牲《ぎせい》にしてまで，依存者《いぞんしゃ》の世話《せわ》をすることに熱中《ねっちゅう》します。

ときには依存者《いぞんしゃ》が負《お》うべき責任《せきにん》までも自分《じぶん》が負《お》ってしまうため，依存《いぞん》者《しゃ》をどんどん無責任《むせきにん》にしてしまいます。かい性《しょう》なしの夫《おっと》を辛抱強《しんぼうづよ》く支《ささ》える妻《つま》がよい例《れい》です。

DVには共依存《きょういぞん》の関係《かんけい》が隠《かく》れている?

夫婦《ふうふ》や恋人間《こいびとかん》の暴力《ぼうりょく》をDV（ドメスティック・バイオレンス）といいます。加害者《かがいしゃ》は，相手《あいて》をストレスのはけ口《ぐち》として支配《しはい》しようとします。被害者《ひがいしゃ》の中《なか》には「自《じ》分《ぶん》がこの人《ひと》を支《ささ》えなければ」と思《おも》いこんでいる人《ひと》もあり，たがいに相手《あいて》に依存《いぞん》する関係《かんけい》ができあがっています。このような共依存《きょういぞん》のDVの場合《ばあい》は，加害者《かがいしゃ》だけでなく，被害者《ひがいしゃ》も治療《ちりょう》が必《ひつ》要《よう》になります。

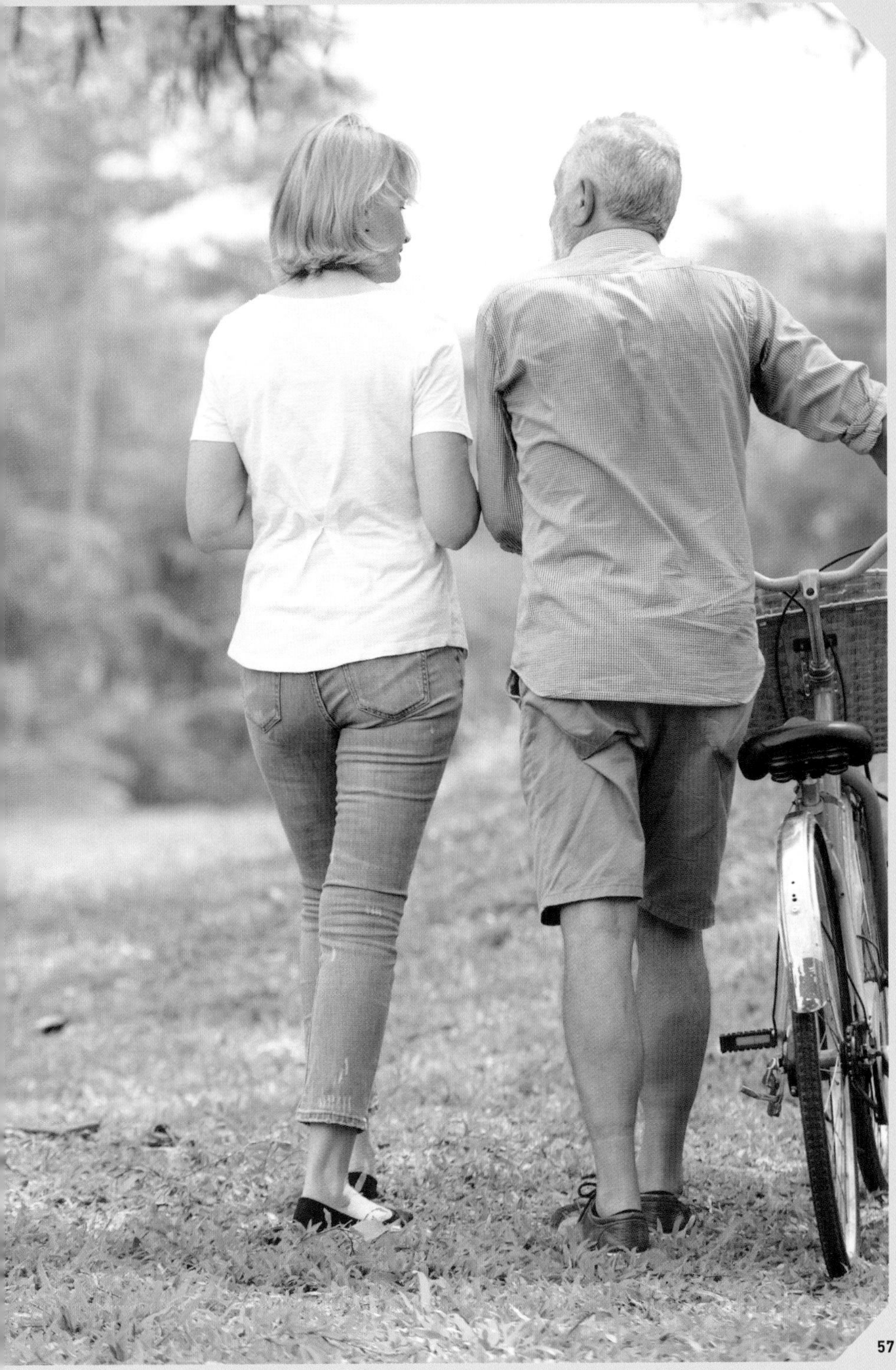

依存症《いぞんしょう》の完治《かんち》はむずかしいが，回復《かいふく》できる

精神療法《せいしんりょうほう》やグループ療法《りょうほう》などで，依存《いぞん》からの脱出《だっしゅつ》をめざす

依《い》存症《ぞんしょう》を「意志《いし》が弱《よわ》い人《ひと》」ととらえるのは誤解《ごかい》です。**依《い》存症《ぞんしょう》は病気《びょうき》であり，脳《のう》の変化《へんか》によって自分《じぶん》の意志《いし》だけではやめられない状態《じょうたい》におちいっているのです。**

アルコールや薬物《やくぶつ》などの依存性《いぞんせい》物質《ぶっしつ》は，人《ひと》に快楽《かいらく》（喜《よろこ》び）をもたらす脳《のう》の神経回路《しんけいかいろ》を活発《かっぱつ》にします（次《つぎ》のページでくわしく解説《かいせつ》）。依《い》存性物質《ぞんせいぶっしつ》の摂取《せっしゅ》をくりかえすと，その物質《ぶっしつ》と快楽《かいらく》が脳内《のうない》で結《むす》びつき，ふたたび物質《ぶっしつ》を摂取《せっしゅ》したくなります。さらに，脳《のう》が快楽《かいらく》に慣《な》れることで依存《いぞん》の程度《ていど》はどんどん増《ま》し，コントロールできなくなるのです。

ギャンブルやゲームなど，簡単《かんたん》にスリルや興奮《こうふん》，達成感《たっせいかん》を得《え》られる行為《こうい》でも，同様《どうよう》のしくみで依存《いぞん》がおきると考《かんが》えられています。

変化《へんか》した脳《のう》をもとにもどすのは困難《こんなん》です。しかし，さまざまな取《と》り組《く》みで依存《いぞん》から脱《だっ》し，以前《いぜん》のような生活《せいかつ》を送《おく》れるまでに回復《かいふく》することは可能《かのう》です。

回復《かいふく》をはばむ「HALT」

依存症《いぞんしょう》の回復過程《かいふくかてい》で，ふたたび依《い》存対象《ぞんたいしょう》に手《て》を出《だ》す危険性《きけんせい》の高《たか》い四《よっ》つの状態《じょうたい》を，それぞれの頭文字《かしらもじ》をとって「HALT」とよびます。生活《せいかつ》の中《なか》でHALTにならないように気《き》をつけたり，HALTになったときのために，医師《いし》や周囲《しゅうい》の人《ひと》と協力《きょうりょく》して対応策《たいおうさく》を考《かんが》えたりすることが大切《たいせつ》です。

何《なに》かに依存《いぞん》する原因《げんいん》は，不安《ふあん》や孤独《こどく》，ストレスにあるという研究《けんきゅう》報告《ほうこく》が多《おお》くあります。そこで依存《いぞん》症《しょう》の治療《ちりょう》では，本人《ほんにん》が抱《かか》える問題《もんだい》を解決《かいけつ》していく「精神療法《せいしんりょうほう》」や，患者《かんじゃ》どうしで話《はな》し合《あ》いながら回復《かいふく》をめざす「グループ療法《りょうほう》」がとられます。また，依存症《いぞんしょう》の種類《しゅるい》や症《しょう》状《じょう》によっては，回復《かいふく》を補助《ほじょ》する薬《くすり》が用《もち》いられる場合《ばあい》もあります。

Hungry

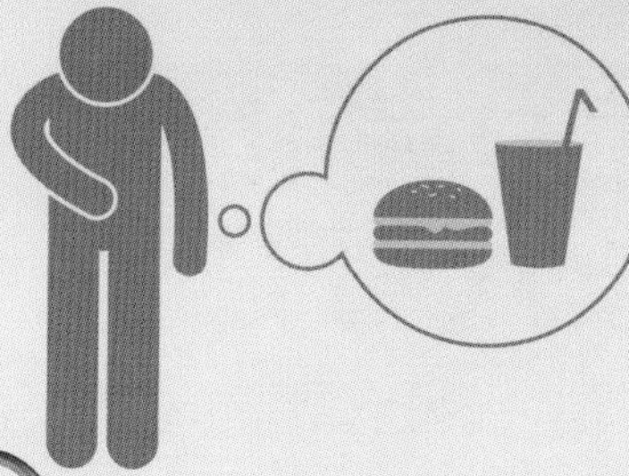

空腹

Angry

怒り

Lonely

孤独

Tired

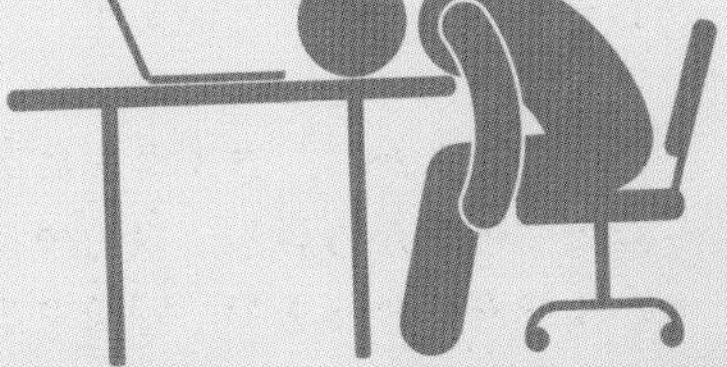

疲れ

Column

コーヒーブレーク

“気《き》持《も》ちよさ”をつくりだす脳細胞《のうさいぼう》

依《い》存《ぞん》には，脳《のう》の「報酬系《ほうしゅうけい》」とよばれる神経回路《しんけいかいろ》が，深《ふか》く関係《かんけい》しています。報酬系《ほうしゅうけい》は，人《ひと》に快楽《かいらく》（喜《よろこ》び）をもたらす神経回路《しんけいかいろ》です。

たとえば，がんばって勉強《べんきょう》したテストで高得点《こうとくてん》をとり，親《おや》や友人《ゆうじん》からほめられたとします。すると，報酬系《ほうしゅうけい》の神経細胞《しんけいさいぼう》（ニューロン）どうしで「ドーパミ

脳《のう》でおきている報酬効果《ほうしゅうこうか》のしくみ

報酬系《ほうしゅうけい》とよばれる経路《けいろ》は，中脳《ちゅうのう》にある「腹側被《ふくそくひ》蓋野《がいや》」と大脳基底核《だいのうきていかく》にある「側坐核《そくざかく》」をつなげる神経回路《しんけいかいろ》が中心《ちゅうしん》になっています。腹側被蓋野《ふくそくひがいや》でつくられたドーパミンは側坐核《そくざかく》などに放出《ほうしゅつ》され，快楽《かいらく》や喜《よろこ》びなどの感情《かんじょう》が生《う》まれます。側《そく》坐核《ざかく》は薬物依存《やくぶついぞん》にも関係《かんけい》しています。

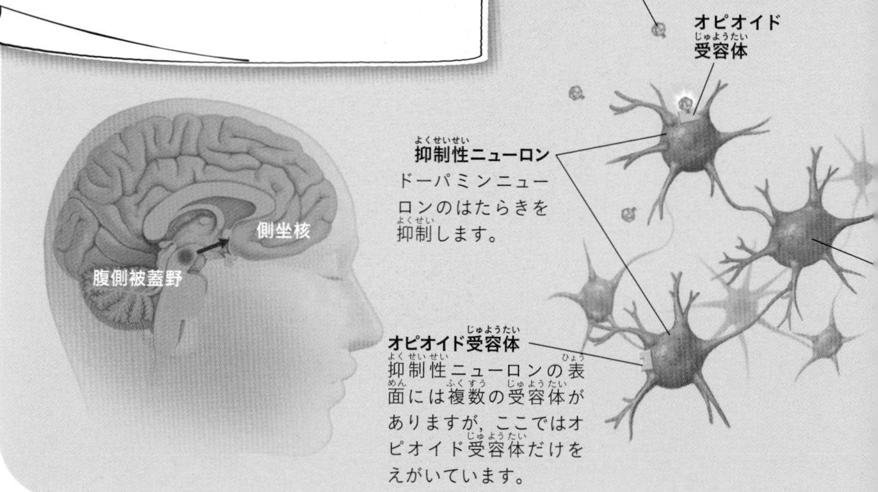

ン」とよばれる神経伝達物質《しんけいでんたつぶっしつ》がやりとりされ，その結果《けっか》，快楽《かいらく》を覚《おぼ》えます。そして勉強《べんきょう》と快楽《かいらく》が結《むす》びつけられる「学習《がくしゅう》」がおき，「もっと勉強《べんきょう》しよう！」と思《おも》うようになるのです。

依存症《いぞんしょう》を引《ひ》きおこすような薬物《やくぶつ》を摂取《せっしゅ》した場合《ばあい》，報酬系《ほうしゅうけい》が強制的《きょうせいてき》に興奮《こうふん》させられ，がんばらなくても快楽《かいらく》が得《え》られます。すると，薬《やく》物《ぶつ》と快楽《かいらく》を結《むす》びつける学習《がくしゅう》がおき，ふたたび「薬物《やくぶつ》を摂取《せっしゅ》したい」と思《おも》うようになります。

そして，薬物《やくぶつ》の摂取《せっしゅ》をくりかえすうちに今度《こんど》は脳《のう》が快楽《かいらく》に慣《な》れてしまい，それがないときに強《つよ》い不快《ふかい》感《かん》を覚《おぼ》えたり，薬物《やくぶつ》のことをつねに考《かんが》えたりするようになるのです。

このような状態《じょうたい》を「精神依存《せいしんいぞん》」とよびます。

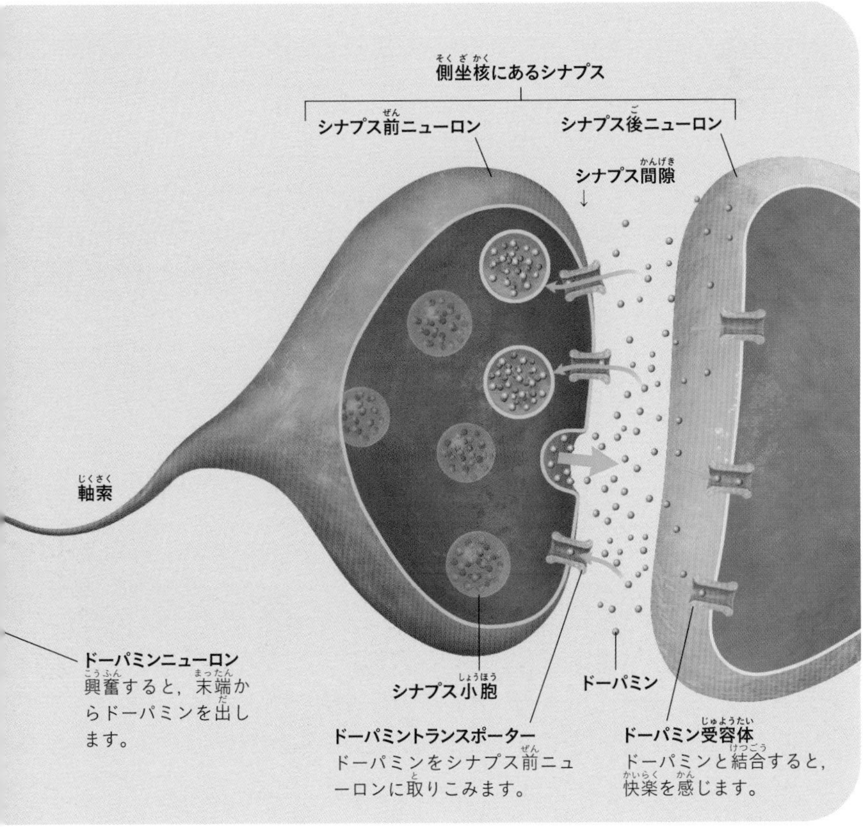

3

『発達障害《はったつしょうがい》』とは何《なに》か？

最近《さいきん》，「発達障害《はったつしょうがい》」という言葉《ことば》をよく耳《みみ》にします。芸能人《げいのうじん》がみずから発達障害《はったつしょうがい》であることを明《あ》かして，話題《わだい》になったこともあります。しかし，発達障害《はったつしょうがい》とはそもそも何《なん》なのでしょうか？　3章《しょう》では，発達障害《はったつしょうがい》の正《ただ》しい知識《ちしき》を深《ふか》めていきましょう。

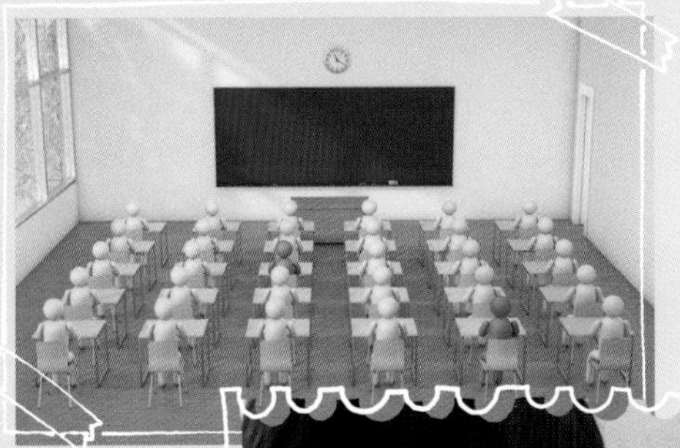

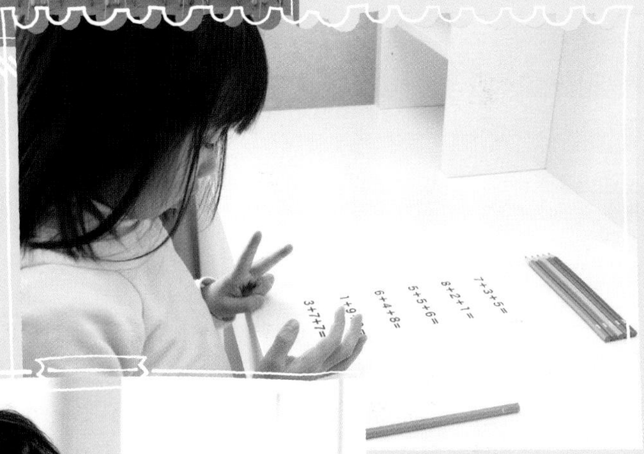
7+3+5=
8+2+1=
5+5+6=
6+4+8=
3+7+7=

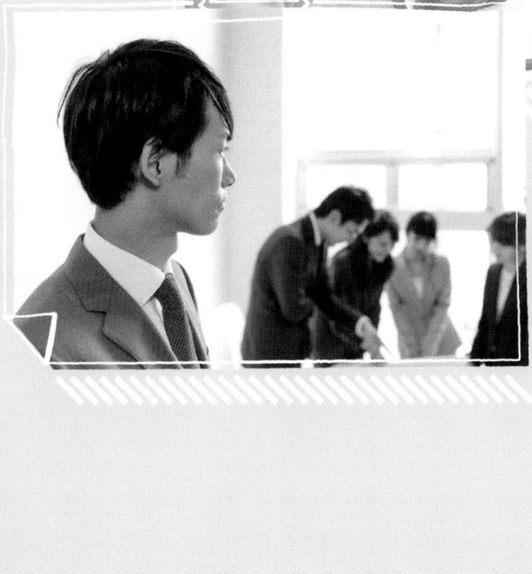

10人《にん》に一人《ひとり》が 発達障害《はったつしょうがい》？

正確《せいかく》な人数《にんずう》はわからないが 増加傾向《ぞうかけいこう》にある

発達障害《はったつしょうがい》はどのくらいいるのか？

文部科学省《もんぶかがくしょう》が行《おこな》った「通常《つうじょう》の学級《がっきゅう》に在籍《ざいせき》する発達障害《はったつしょうがい》の可能性《かのうせい》のある特別《とくべつ》な教育的支《きょういくてきし》援《えん》を必要《ひつよう》とする児童生徒《じどうせいと》に関《かん》する調査《ちょうさ》」（2012年《ねん》）の結果《けっか》では，「学習面《がくしゅうめん》または行動面《こうどうめん》でいちじるしい困難《こんなん》を示《しめ》す」とされた小中学生《しょうちゅうがくせい》の割合《わりあい》は6.5％とされています。これは，30〜40人学級《にんがっきゅう》の中《なか》で，発達障害《はったつしょうがい》の可能性《かのうせい》がある生徒《せいと》（イラストでピンク色《いろ》で示《しめ》しました）が2〜3人程度《にんていど》いるということになります。

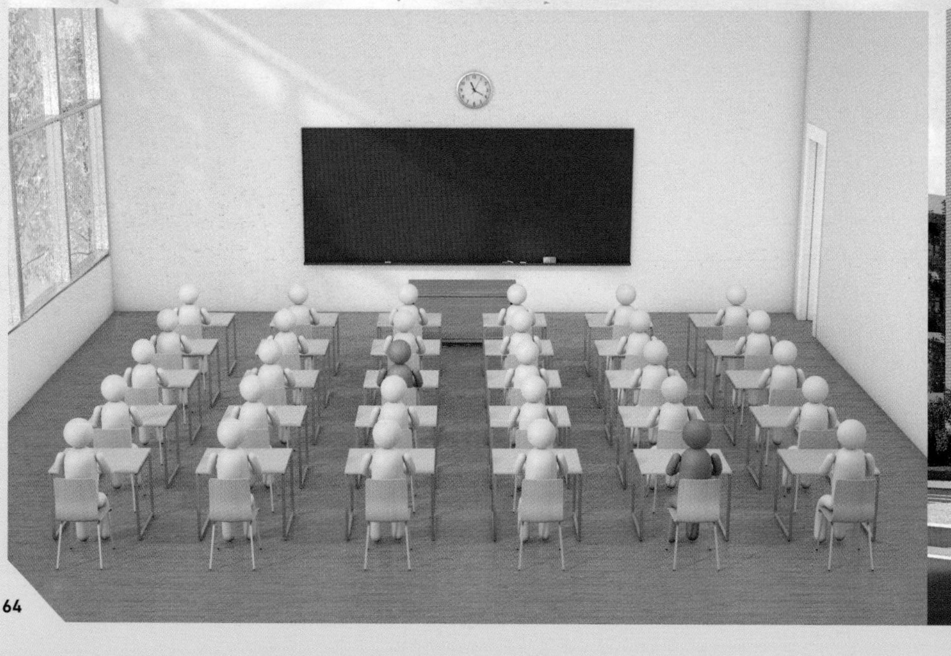

発《はっ》達障害《たつしょうがい》は，小学生《しょうがくせい》くらいまでに気《き》づかれることが多《おお》いとされます。しかし，最近《さいきん》は大人《おとな》になってから周囲《しゅうい》の人《ひと》に「空気《くうき》が読《よ》めない」などと指摘《してき》され，「もしかして，自分《じぶん》は発達障害《はったつしょうがい》なのかも」と悩《なや》む人《ひと》がふえているようです。

日本《にほん》では，統一的《とういつてき》な基準《きじゅん》による全《ぜん》国的《こくてき》な調査《ちょうさ》が行《おこな》われていないため，発達障害《はったつしょうがい》の正確《せいかく》な人数《にんずう》はわかっていません。文部科学省《もんぶかがくしょう》が2012年《ねん》に行《おこな》った調査《ちょうさ》では，「学習面《がくしゅうめん》または行動《こうどう》面《めん》でいちじるしい困難《こんなん》を示《しめ》す」とされた小中学生《しょうちゅうがくせい》の割合《わりあい》は6.5％でした。

2022年《ねん》3月《がつ》，アメリカ疾病予防管《しっぺいよぼうかん》理《り》センター（CDC）で発達障害《はったつしょうがい》の一つである「自閉《じへい》スペクトラム症《しょう》（ASD）」のアメリカ国内《こくない》の8歳《さい》の有《ゆう》病率《びょうりつ》が発表《はっぴょう》されました。それによると，ASDの有病率《ゆうびょうりつ》は18年間《ねんかん》で約《やく》0.67％から2.3％にふえていました。同《おな》じく発達障害《はったつしょうがい》の一《ひと》つである「注意欠《ちゅういけつ》如多動症《じょたどうしょう》（ADHD）」の有病率《ゆうびょうりつ》もふえているといいます。

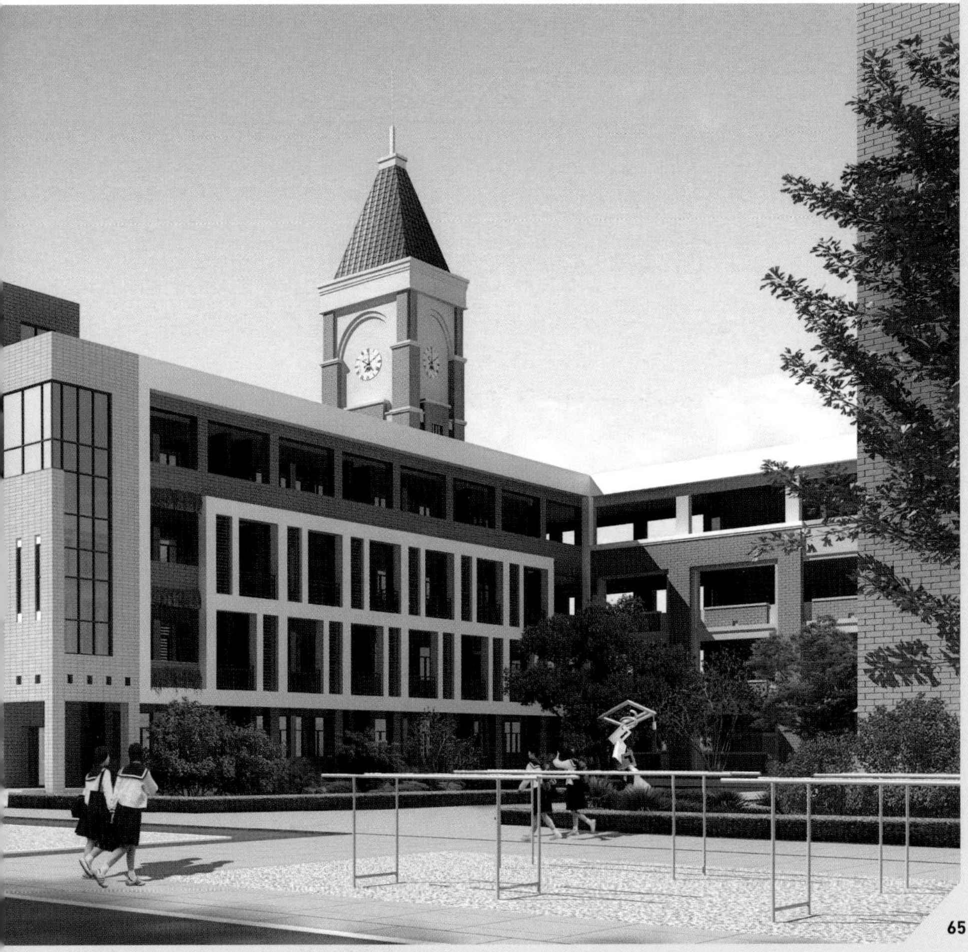

発達障害《はったつしょうがい》は大《おお》きく三《みっ》つに分《わ》けられる

複数《ふくすう》の特性《とくせい》をあわせもつ人《ひと》もいる

発達障害《はったつしょうがい》の分類《ぶんるい》

厚生労働省《こうせいろうどうしょう》ウェブサイトの図《ず》をもとに作成《さくせい》

- 言葉《ことば》の発達《はったつ》の遅《おく》れ
- コミュニケーションの障害《しょうがい》
- 対人関係《たいじんかんけい》，社会性《しゃかいせい》の障害《しょうがい》
- パターン化《か》した行動《こうどう》，こだわり

自閉症《じへいしょう》

自閉《じへい》スペクトラム症《しょう》（ASD）

アスペルガー症候群《しょうこうぐん》

- 言葉《ことば》の発達《はったつ》の遅《おく》れはない
- コミュニケーションの障害《しょうがい》
- 対人関係《たいじんかんけい》，社会性《しゃかいせい》の障害《しょうがい》
- パターン化《か》した行動《こうどう》，こだわり
- 不器用《ぶきよう》

注意欠如多動症《ちゅういけつじょたどうしょう》（ADHD）

- 不注意《ふちゅうい》
- 多動《たどう》，多弁《たべん》（じっとしていられない，しゃべりつづける）
- 衝動的《しょうどうてき》に行動《こうどう》する（考《かんが》えるよりも先《さき》に動《うご》く）

学習障害《がくしゅうしょうがい》（LD）

- 「読《よ》む」「書《か》く」「計算《けいさん》する」などが，知的発達《ちてきはったつ》にくらべて極端《きょくたん》に苦手《にがて》

注《ちゅう》：このほか，トゥレット症候群《しょうこうぐん》や吃音症《きつおんしょう》なども発達障害《はったつしょうがい》に含《ふく》まれます。

ASDやADHDは，知能《ちのう》に遅《おく》れをともなう場合《ばあい》と，ともなわない場合《ばあい》があります。また，複数《ふくすう》の発達障害《はったつしょうがい》を併発《へいはつ》するケースもあります。

発《はっ》達障害《たつしょうがい》は，大《おお》きく三《みっ》つに分類《ぶんるい》されます。

一《ひと》つ目《め》は，「自閉《じへい》スペクトラム症《しょう》（ASD）」です。自閉症《じへいしょう》は，言葉《ことば》の発《はっ》達《たつ》の遅《おく》れやコミュニケーションの障《しょう》害《がい》などの特徴《とくちょう》をもっています。その中《なか》で，言葉《ことば》や知能《ちのう》に遅《おく》れをもたないタイプは，以前《いぜん》は「アスペルガー症《しょう》候群《こうぐん》」とよばれていました。ただし自閉症《じへいしょう》に関連《かんれん》する障害《しょうがい》は複数存在《ふくすうそんざい》し，明確《めいかく》な区別《くべつ》は困難《こんなん》なため，「連続《れんぞく》している」という意味《いみ》のスペクトラムという言葉《ことば》を用《もち》いて「自閉《じへい》スペクトラム症《しょう》」とよばれています。

二《ふた》つ目《め》は，「注意欠如多動症《ちゅういけつじょたどうしょう》（ADHD）」です。「不注意《ふちゅうい》」や「多動《たどう》」などが特徴《とくちょう》で，子供《こども》の5～10％がADHDだという報告《ほうこく》もあります。

三《みっ》つ目《め》の「学習障害《がくしゅうしょうがい》（LD）」は，知《ち》能《のう》の遅《おく》れはないものの，「読《よ》む」「書《か》く」「計算《けいさん》する」などの学習《がくしゅう》が苦手《にがて》です。

これら三《みっ》つの発達障害《はったつしょうがい》の特性《とくせい》は，複雑《ふくざつ》に重《かさ》なり合《あ》って，症状《しょうじょう》が併発《へいはつ》している場合《ばあい》が一般的《いっぱんてき》です。

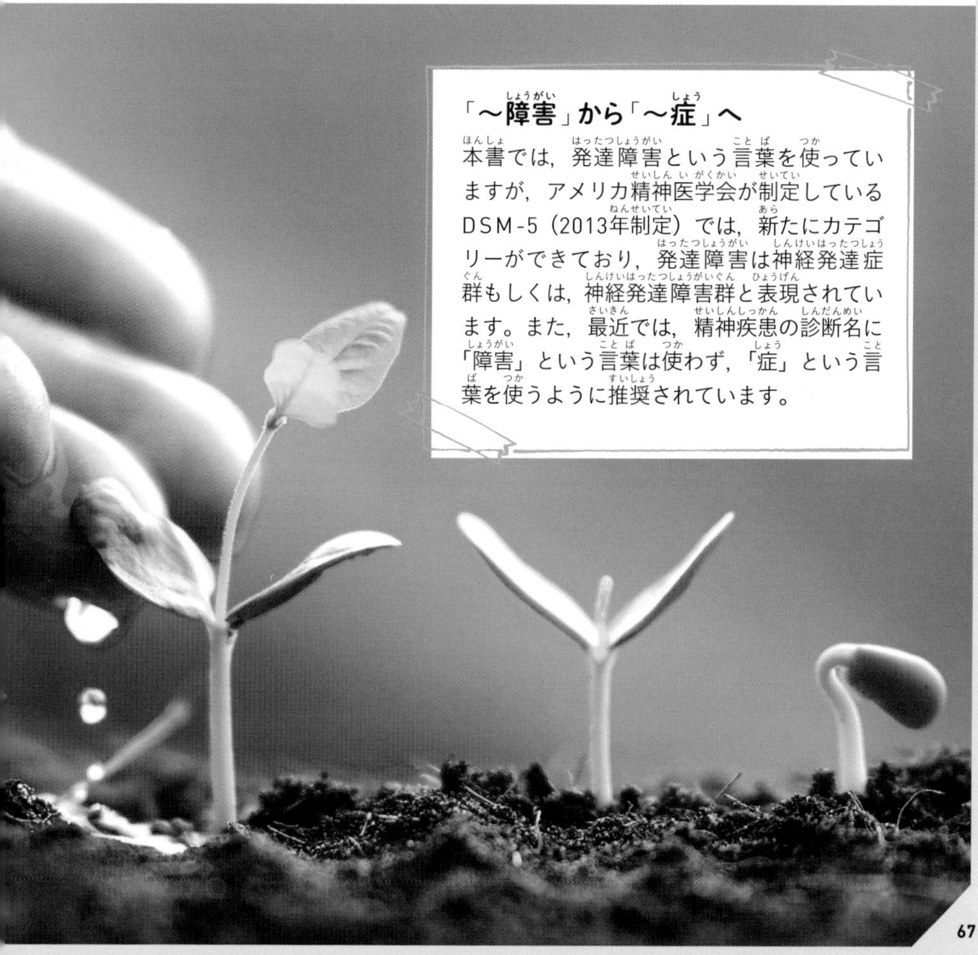

「～障害《しょうがい》」から「～症《しょう》」へ

本書《ほんしょ》では，発達障害《はったつしょうがい》という言葉《ことば》を使《つか》っていますが，アメリカ精神医学会《せいしんいがくかい》が制定《せいてい》しているDSM-5（2013年制定《ねんせいてい》）では，新《あら》たにカテゴリーができており，発達障害《はったつしょうがい》は神経発達症《しんけいはったつしょう》群《ぐん》もしくは，神経発達障害群《しんけいはったつしょうがいぐん》と表現《ひょうげん》されています。また，最近《さいきん》では，精神疾患《せいしんしっかん》の診断名《しんだんめい》に「障害《しょうがい》」という言葉《ことば》は使《つか》わず，「症《しょう》」という言《こと》葉《ば》を使《つか》うように推奨《すいしょう》されています。

意思《いし》の疎通《そつう》がむずかしい「自閉《じへい》スペクトラム症《しょう》」

自分《じぶん》の気持《きも》ちを伝《つた》えられず，相手《あいて》の考《かんが》えも理解《りかい》できない

自《じ》閉《へい》スペクトラム症《しょう》（ASD）の特徴《とくちょう》は，対人関係《たいじんかんけい》がうまくできないことです。**自分《じぶん》の考《かんが》えていることや感《かん》じていることを，相手《あいて》に伝《つた》えることができません。また，相手《あいて》の考《かんが》えていることを，適切《てきせつ》に理解《りかい》できないところもあります。**このため，相互《そうご》に意思疎通《いしそつう》がはかれず，日常活動《にちじょうかつどう》にさまざまな問題《もんだい》がおこり，ストレスがたまります。

コミュニケーションの障害《しょうがい》のほかにも，いろいろなことに固執《こしつ》する，あることがらが頭《あたま》からはなれずに困《こま》る，というようなこともしばしばみられます。

ASDの障害《しょうがい》は，知能《ちのう》の発達程度《はったつていど》によってかくされるため，子供《こども》のころには目立《めだ》たないこともあります。学生生活《がくせいせいかつ》では，決《き》められたことを守《まも》り，それを覚《おぼ》えて再現《さいげん》することができれば優秀《ゆうしゅう》な学生《がくせい》であり，高《たか》い評価《ひょうか》を受《う》けます。ところが社会人《しゃかいじん》になると，みずから問題点《もんだいてん》や課題《かだい》をみつけて，年齢《ねんれい》や生活背景《せいかつはいけい》のことなる他人《たにん》と協力《きょうりょく》しながら解決《かいけつ》していくことが，日々《ひび》求《もと》められます。

このため，社会人《しゃかいじん》になってから，さまざまな問題《もんだい》にぶつかるケースがあります。

自閉《じへい》スペクトラム症《しょう》（ASD）

DSM-5から自閉症《じへいしょう》とアスペルガー症候群《しょうこうぐん》がASDにまとめられました。ただし，現在《げんざい》でも，言葉《ことば》の発達《はったつ》に遅《おく》れがあるなどの場合《ばあい》は自閉症《じへいしょう》，言葉《ことば》の発達《はったつ》に遅《おく》れはみられないが「物《もの》をたたく行為《こうい》を延々《えんえん》とくりかえす」など反復《はんぷく》的《てき》な行動《こうどう》パターンがみられるなどの場合《ばあい》はアスペルガー症候群《しょうこうぐん》と，以前《いぜん》の基準《きじゅん》を踏襲《とうしゅう》して区別《くべつ》されることもあります。なお，ASDの人《ひと》は，人口《じんこう》の0.5〜1%程度《ていど》だと考《かんが》えられています。

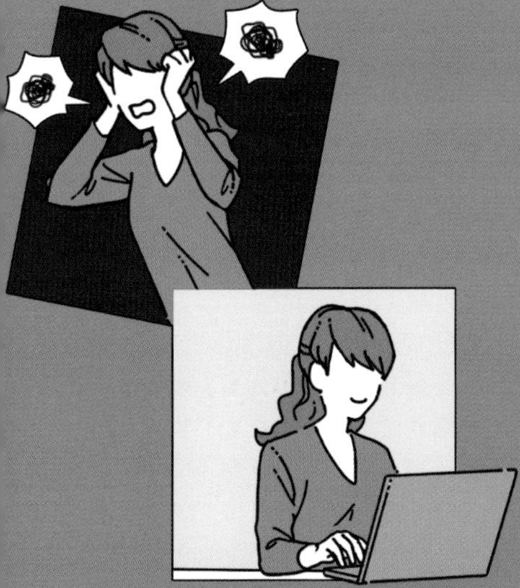

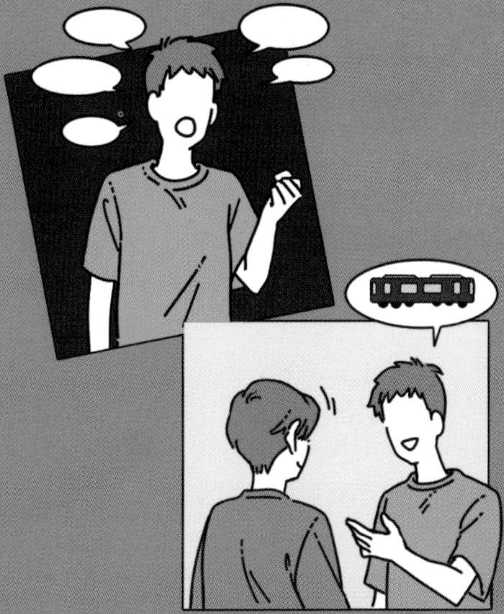

自閉症《じへいしょう》の症例《しょうれい》

言語《げんご》発達《はったつ》の遅《おく》れがあり，対人関係《たいじんかんけい》では反応《はんのう》がとぼしかったり，相手《あいて》に関心《かんしん》がないようにみえたりするため，コミュニケーションがうまくとれません。電車《でんしゃ》の乗車《じょうしゃ》位置《いち》を決《き》めているなど，こだわりが強《つよ》く，急《きゅう》に予定《よてい》が変《か》わったり，はじめての場所《ばしょ》に行《い》ったりすると不安《ふあん》になり，動《うご》けなくなってしまうことがあります。独《ひと》り言《ごと》なども目立《めだ》ちます。一方《いっぽう》，慣《な》れている場所《ばしょ》では，だれよりも一生懸命《いっしょうけんめい》に活動《かつどう》に取《と》り組《く》むことができます。

アスペルガー症候群《しょうこうぐん》の症例《しょうれい》

だれかと話《はな》しているときに自分《じぶん》のことばかり話《はな》してしまい，相手《あいて》にはっきりと「もう終《お》わりにしてください」といわれないと，止《と》まらないことがよくあります。周囲《しゅうい》の人《ひと》には，「相手《あいて》の気持《きも》ちがわからない，自分勝手《じぶんかって》でわがままな人《ひと》」といわれてしまいます。一方《いっぽう》，大好《だいす》きなこと（例《たと》えば電車《でんしゃ》など）になると，博士《はかせ》とよばれるくらい専門家《せんもんか》顔負《かおま》けの知識《ちしき》をもっていて，感心《かんしん》されます。

不《ふ》注《ちゅう》意《い》や多《た》動《どう》がみられる「注《ちゅう》意《い》欠《けつ》如《じょ》多《た》動《どう》症《しょう》」

子供《こども》の5〜10%が該当《がいとう》する

注《ちゅう》意《い》欠如《けつじょ》多《た》動症《どうしょう》（ADHD）は，物《もの》をよくなくすといった「不《ふ》注《ちゅう》意《い》」や，じっとしていられないといった「多《た》動《どう》」が主《おも》にみられます。

「不《ふ》注《ちゅう》意《い》」は，さまざまな問題《もんだい》を引《ひ》きおこします。**子供《こども》のころは，文房具《ぶんぼうぐ》や宿題《しゅくだい》を忘《わす》れる，財布《さいふ》や時計《とけい》，家《いえ》のかぎ，スマートフォン，眼鏡《めがね》などをどこに置《お》いたのかわからなくなってしまう，といった感《かん》じです**。また，授業《じゅぎょう》に集中《しゅうちゅう》できず，ぼうっとしているようにみえてしまいます。大人《おとな》の場合《ばあい》は，会社《かいしゃ》に遅刻《ちこく》をしたり，約束《やくそく》を守《まも》れなかったり，重要《じゅうよう》な書類《しょるい》を置《お》き忘《わす》れたり，仕事《しごと》のしめ切《き》りを守《まも》れなかったりといった問題《もんだい》が生《しょう》じます。

「多《た》動《どう》」には，具体的《ぐたいてき》に次《つぎ》のようなことがあげられます。落《お》ち着《つ》きがなく，体《からだ》の一部《いちぶ》を動《うご》かします。**たとえば，指《ゆび》を動《うご》かしたり，貧乏《びんぼう》ゆすりなどをして足《あし》を動《うご》かしたり，床《ゆか》を足《あし》でリズミカルにたたいたり，机《つくえ》を指《ゆび》でトントンたたいたりします**。そして，じっと座《すわ》ることができず，離席《りせき》をしてしまいます。

ADHDはASDよりも多《おお》く，子供《こども》の5〜10%がADHDだという報告《ほうこく》もあります。大人《おとな》になるにつれて症状《しょうじょう》がおさまっていくようにみえる場合《ばあい》もありますが，本人《ほんにん》や周囲《しゅうい》の努力《どりょく》によってカバーされているだけで，加齢《かれい》とともに根本的《こんぽんてき》に改善《かいぜん》されるわけではありません。

注意欠如多動症《ちゅういけつじょたどうしょう》(ADHD)

「不注意《ふちゅうい》」や「多動《たどう》」がみられます。さまざまな作業《さぎょう》を並行《へいこう》してこなすマルチタスクが苦手《にがて》という特徴《とくちょう》があり，知能《ちのう》の遅《おく》れをともなう場合《ばあい》もあります。その症状《しょうじょう》によって生《い》きづらさを感《かん》じ，うつ病《びょう》などの精神疾患《せいしんしっかん》を発症《はっしょう》するケースも多《おお》くみられます。なお，ADHDの子供《こども》は，全体《ぜんたい》の5〜10%程度《ていど》にものぼるとする報告《ほうこく》もあります。

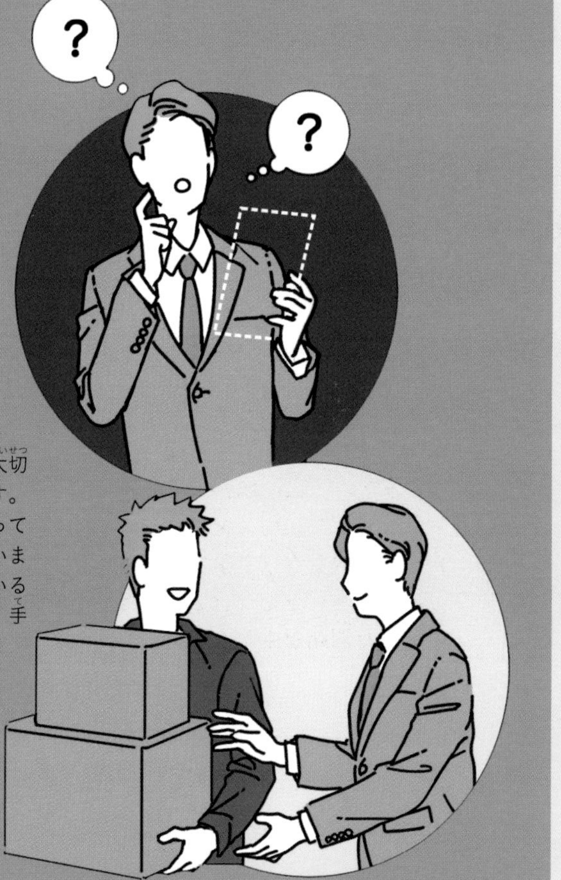

ADHDの症例《しょうれい》

大切《たいせつ》な仕事《しごと》の予定《よてい》をよく忘《わす》れたり，大切《たいせつ》な書類《しょるい》を置《お》き忘《わす》れたりしてしまいます。周囲《しゅうい》の人《ひと》にはあきれられ，「何回《なんかい》いっても忘《わす》れてしまう人《ひと》」といわれてしまいます。一方《いっぽう》，気配《きくば》りがうまく，困《こま》っている人《ひと》がいればだれよりも早《はや》く気《き》がつき，手助《てだす》けをすることができます。

読《よ》み・書《か》き・計算《けいさん》が うまくできない 「学習障害《がくしゅうしょうがい》」

知能《ちのう》には問題《もんだい》がないが, 苦手《にがて》な分野《ぶんや》がある

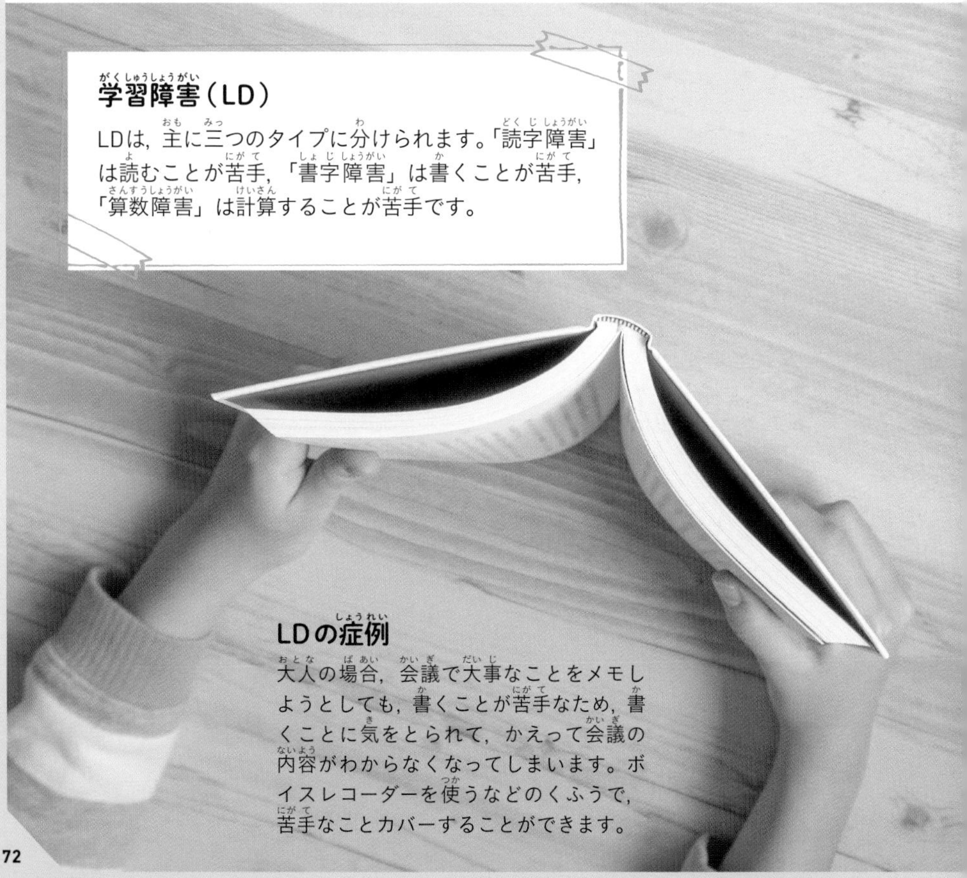

学習障害《がくしゅうしょうがい》（LD）

LDは, 主《おも》に三《みっ》つのタイプに分《わ》けられます。「読字障害《どくじしょうがい》」は読《よ》むことが苦手《にがて》, 「書字障害《しょじしょうがい》」は書《か》くことが苦手《にがて》, 「算数障害《さんすうしょうがい》」は計算《けいさん》することが苦手《にがて》です。

LDの症例《しょうれい》

大人《おとな》の場合《ばあい》, 会議《かいぎ》で大事《だいじ》なことをメモしようとしても, 書《か》くことが苦手《にがて》なため, 書《か》くことに気《き》をとられて, かえって会議《かいぎ》の内容《ないよう》がわからなくなってしまいます。ボイスレコーダーを使《つか》うなどのくふうで, 苦手《にがて》なことカバーすることができます。

学《がく》習障害《しゅうしょうがい》（LD）は，「読《よ》む」「書《か》く」「聞《き》く」「話《はな》す」「推論《すいろん》する」「計算《けいさん》する」などの基本的《きほんてき》な学習《がくしゅう》のうち，一部《いちぶ》の学習《がくしゅう》だけが劣《おと》っているという特徴《とくちょう》があります。そして，どのような学習《がくしゅう》が苦手《にがて》かによって，LD は主《おも》に三《みっ》つのタイプに分《わ》けられます。文字《もじ》を読《よ》むことが苦手《にがて》な「読字障害《どくじしょうがい》」，文字《もじ》を書《か》くことが苦手《にがて》な「書字障害《しょじしょうがい》」，計算《けいさん》することが苦手《にがて》な「算数障害《さんすうしょうがい》」です。

LD がどのようなしくみで発症《はっしょう》するのかは，まだわかっていませんが，LD の原因《げんいん》は本人《ほんにん》の勉強不足《べんきょうぶそく》や努力不足《どりょくぶそく》ではありません。**脳《のう》の発達《はったつ》のしかたが普通《ふつう》の人《ひと》と少《すこ》しことなることで，得意《とくい》なことと不得意《ふとくい》なことにかたよりが生《しょう》じ，その不得意《ふとくい》なことが LD となってあらわれると考《かんが》えられています。**

LD の子供《こども》は，幼児《ようじ》のときは日常生活《にちじょうせいかつ》にそれほど支障《ししょう》がなくても，小学校《しょうがっこう》に入学《にゅうがく》すると，読《よ》んだり書《か》いたり計算《けいさん》したりという学習《がくしゅう》が苦手《にがて》なために，授業《じゅぎょう》についていくのがむずかしくなります。

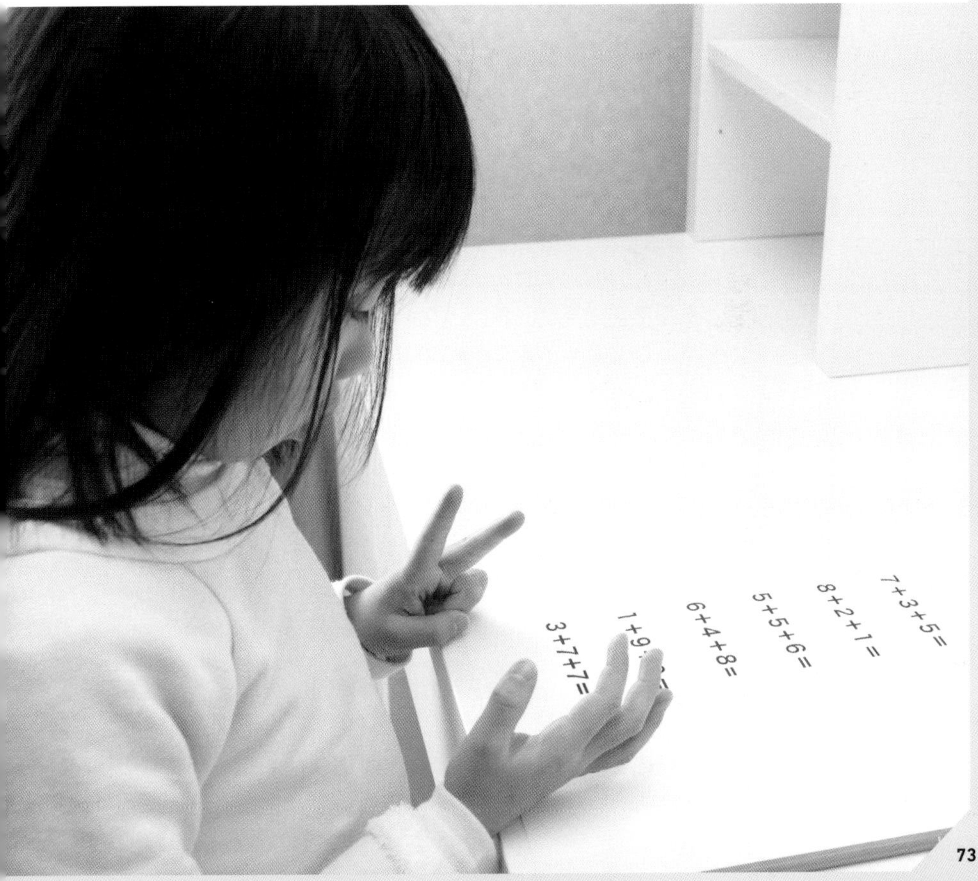

大人《おとな》になってから気《き》づく ケースがふえている

就職《しゅうしょく》や結婚《けっこん》など，生活環境《せいかつかんきょう》の変化《へんか》をきっかけに表面化《ひょうめんか》

発《はっ》達障害《たつしょうがい》が知《し》られるようになり，「大人《おとな》の発達障害《はったつしょうがい》」にも注目《ちゅうもく》が集《あつ》まっています。大人《おとな》の発達障害《はったつしょうがい》とは，成人後《せいじんご》に社会《しゃかい》に出《で》てから，発達障害《はったつしょうがい》だとわかるケースのことです。

たとえば，ASD は学生時代《がくせいじだい》には問題《もんだい》にならないことがあります。得意《とくい》な教科《きょうか》で優秀《ゆうしゅう》な成績《せいせき》を上《あ》げれば，大企業《だいきぎょう》に就職《しゅうしょく》することもできます。ところが職場《しょくば》では，上司《じょうし》や同僚《どうりょう》の意図《いと》をくみ取《と》ることができず，孤立《こりつ》してしまいます。産業医《さんぎょうい》にすすめられて専門外来《せんもんがいらい》を受診《じゅしん》し，そこではじめてASD と診断《しんだん》される場合《ばあい》があります。

子供《こども》をもってはじめて，自分《じぶん》がADHD だったと気《き》づく場合《ばあい》もあります。たとえば，子供《こども》に多動《たどう》の傾向《けいこう》があり，インターネットなどで調《しら》べていくうちに，自分《じぶん》もADHD の症状《しょうじょう》に当《あ》てはまることに気《き》づきます。

このように大人《おとな》の発達障害《はったつしょうがい》は，就職《しゅうしょく》や結婚《けっこん》などの生活環境《せいかつかんきょう》の変化《へんか》をきっかけに問題《もんだい》が表面化《ひょうめんか》して，発達障《はったつしょう》害《がい》だとわかるのです。

大人《おとな》の発達障害《はったつしょうがい》

発達障害《はったつしょうがい》は，社会人《しゃかいじん》になってから，集団生活《しゅうだんせいかつ》を行《おこな》っていく過程《かてい》で表面化《ひょうめんか》することがあります。コミュニケーションがうまくとれない，相手《あいて》の真意《しんい》を理解《りかい》できないなどの自分《じぶん》の特性《とくせい》が強《つよ》く出《で》て，はじめて発達障害《はったつしょうがい》だとわかるのです。

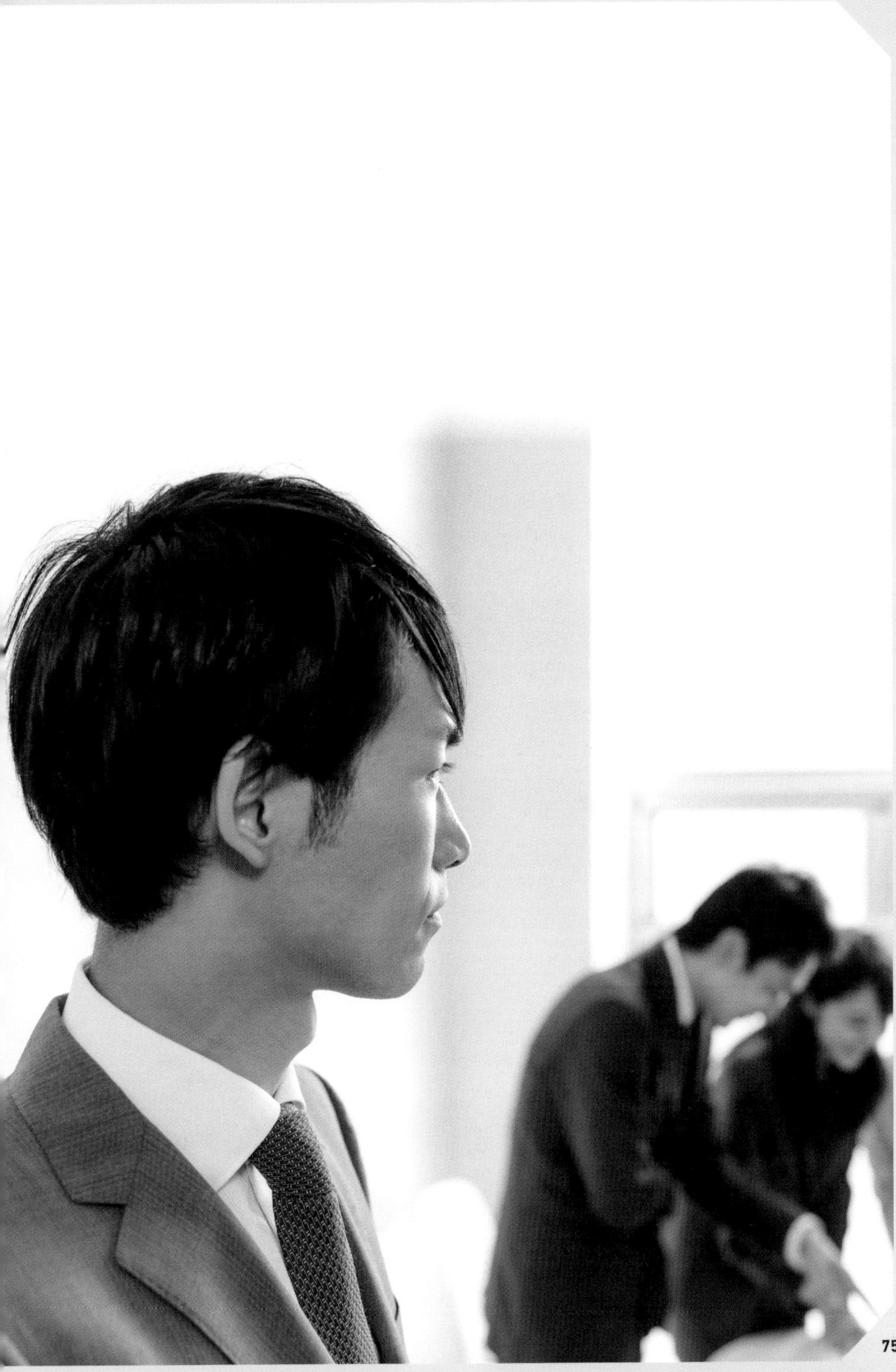

発達障害《はったつしょうがい》は脳《のう》の特性《とくせい》と理解《りかい》する

脳《のう》の発達《はったつ》の“かたより”が特性《とくせい》をつくる

発《はっ》達障害《たつしょうがい》はその特性《とくせい》によって，自閉《じへい》スペクトラム症《しょう》（ASD），注意欠陥多動症《ちゅういけつじょたどうしょう》（ADHD），学習障害《がくしゅうしょうがい》（LD）の三《みっ》つに分《わ》けられます（66～67ページ）。**しかし，発達障害《はったつしょうがい》の多《おお》くは特性《とくせい》が重複《ちょうふく》した混合型《こんごうがた》で，その症状《しょうじょう》は人《ひと》それぞれです。**

たとえば，こだわりが強《つよ》いとされるASDの人《ひと》でも，こだわりがそれほど出《で》ない場合《ばあい》があります。自《じ》分《ぶん》の好《す》きなことに熱中《ねっちゅう》する一方《いっぽう》で，ADHDの特性《とくせい》によって注意《ちゅうい》が散漫《さんまん》になり，別《べつ》の好《す》きなことにとらわれたりします。こだわりと不注意《ふちゅうい》の重複《ちょうふく》によって，こだわり自体《じたい》が弱《よわ》くみられるのです。

発達障害《はったつしょうがい》の原因《げんいん》は，脳《のう》の発達《はったつ》の“かたより”です。発達障害《はったつしょうがい》の人《ひと》の脳《のう》では，普通《ふつう》の人《ひと》の脳《のう》にそなわっている機能《きのう》が，うまくはたらいていないのです。「親《おや》のしつけ」や「愛情不足《あいじょうふそく》」が原因《げんいん》だと誤解《ごかい》されたことがありますが，現在《げんざい》では完《かん》全《ぜん》に否定《ひてい》されています。

発達障害《はったつしょうがい》の根本的《こんぽんてき》な原因《げんいん》を取《と》りのぞくことは困難《こんなん》です。しかし，薬《くすり》によってつらい症状《しょうじょう》をおさえたり，患者本人《かんじゃほんにん》の行動《こうどう》や周囲《しゅうい》の人《ひと》の気《き》づかいによって，生《い》きづらさをやわらげたりすることは可能《かのう》です。

「会話《かいわ》が少《すく》なく控《ひか》えめでおとなしい」人《ひと》を，まじめな人《ひと》と評価《ひょうか》する場合《ばあい》もあれば，コミュニケーションができない人《ひと》と評価《ひょうか》する場合《ばあい》もあります。学校《がっこう》や会社《かいしゃ》から求《もと》められる役割《やくわり》や周囲《しゅうい》の環境《かんきょう》によって，発達障害《はったつしょうがい》の症状《しょうじょう》が目立《めだ》つかどうかも変《か》わってきます。まわりの人《ひと》との相性《あいしょう》がよければ，その人《ひと》たちがサポート役《やく》となり，症状《しょうじょう》が出《で》にくいこともあるのです。

発達障害《はったつしょうがい》でも，生活《せいかつ》に支障《ししょう》のない範囲《はんい》であれば，自分《じぶん》の特性《とくせい》と折《お》り合《あ》いをつけて生活《せいかつ》することができます。そのためにはまず，自分《じぶん》の特性《とくせい》を知《し》ることが大切《たいせつ》です。

自分《じぶん》の特性《とくせい》の濃淡《のうたん》を知《し》っておく

脳《のう》の機能的《きのうてき》な影響《えいきょう》が大《おお》きい発達障害《はったつしょうがい》。一人《ひとり》ひとりの個性《こせい》としてとらえ，生活《せいかつ》に支障《ししょう》が出《で》ないようにするには，どうすればいいのかを考《かんが》えることが，発達障害《はったつしょうがい》と長《なが》くつきあう秘訣《ひけつ》になります。発達障害《はったつしょうがい》は不安障害《ふあんしょうがい》や依存症《いぞんしょう》などを併発《へいはつ》しやすい特徴《とくちょう》があります。合併症《がっぺいしょう》を引《ひ》きおこせば，さらに社会生活《しゃかいせいかつ》への適応《てきおう》がむずかしくなります。予防《よぼう》の観点《かんてん》からも特性《とくせい》を知《し》ることが重要《じゅうよう》です。

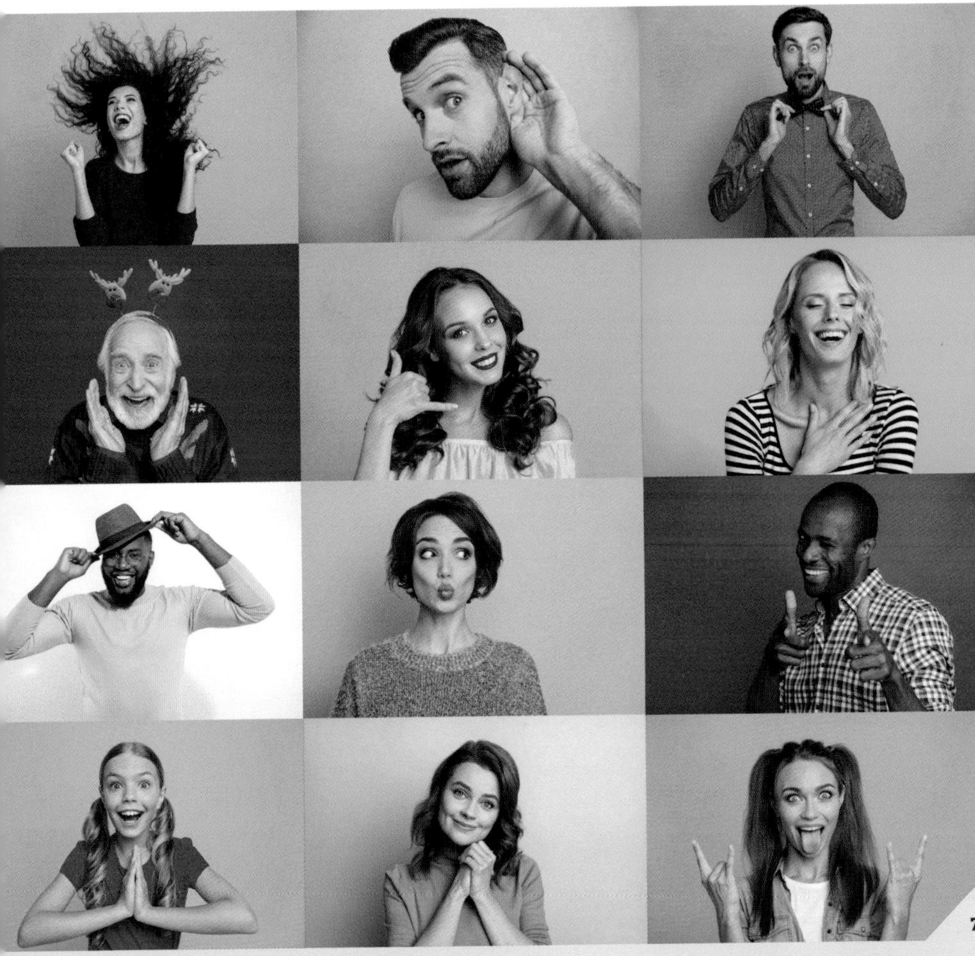

Column

コーヒーブレーク

発達障害《はったつしょうがい》は腸《ちょう》の影響《えいきょう》も大《おお》きい?

ヒトの腸内《ちょうない》には，およそ1000種《しゅ》，1000兆個《ちょうこ》もの腸内細菌《ちょうないさいきん》が生息《せいそく》しています。それらは栄養《えいよう》の吸収《きゅうしゅう》を助《たす》けるだけでなく，ビタミンやタンパク質《しつ》の合成《ごうせい》や新《あら》たな病原菌《びょうげんきん》の侵入防止《しんにゅうぼうし》，ホルモンに影《えい》響《きょう》をあたえるなど，体《からだ》を維持《いじ》するために重要《じゅうよう》な役割《やくわり》をになっていることがわかってきています。

最近《さいきん》の研究《けんきゅう》では，腸内細菌《ちょうないさいきん》は脳《のう》の機能《きのう》にも大《おお》きな影響《えいきょう》をあたえることがわかってきました。これを「脳腸相関《のうちょうそうかん》」とよんでいます。

脳《のう》と腸《ちょう》の関係性《かんけいせい》が明《あき》らかになってきたことで，腸《ちょう》の問題《もんだい》が精神疾《せいしんしっ》患《かん》の原因《げんいん》になっていることを裏《うら》づける研究《けんきゅう》が盛《さか》んになっています。たとえば，2016年《ねん》に国立精神《こくりつせいしん》・神《しん》経医療研究《けいいりょうけんきゅう》センター神経研究所《しんけいけんきゅうしょ》の研究《けんきゅう》グループが行《おこな》った研究《けんきゅう》では，腸内細菌叢《ちょうないさいきんそう》の善玉菌《ぜんだまきん》が少《すく》ないと，うつ病《びょう》のリスクが高《たか》いということがわかっています。

また，アメリカ・アリゾナ州立《しゅうりつ》大学《だいがく》の調査《ちょうさ》では，自閉《じへい》スペクトラム症《しょう》（ASD）の症状《しょうじょう》のある子供《こども》の約《やく》3割《わり》から約《やく》5割《わり》が下痢《げり》や便秘《べんぴ》などの症状《しょうじょう》を抱《かか》えており，さらにASDの状態《じょうたい》は腸《ちょう》の状態《じょうたい》と相関関係《そうかんかんけい》があると認《みと》められました。

ASDの子供《こども》の腸内細菌叢《ちょうないさいきんそう》は，普《ふ》通《つう》に発達《はったつ》している子供《こども》とくらべて，ビフィズス菌《きん》などの善玉菌《ぜんだまきん》が少《すく》ないことがわかっています。このため，腸内細菌《ちょうないさいきん》の種類《しゅるい》がかたよっていて，腸内環境《ちょうないかんきょう》が悪化《あっか》しやすい傾《けい》向《こう》があるというのです。

研究《けんきゅう》チームは，今後《こんご》，腸内《ちょうない》のどの細菌《さいきん》が発達障害《はったつしょうがい》にどのような影《えい》響《きょう》をあたえるのか，そのメカニズムを明《あき》らかにしたいと語《かた》っています。

脳《のう》と腸《ちょう》はつながって，たがいに影響《えいきょう》をあたえている

自閉《じへい》スペクトラム症《しょう》（ASD）の症状《しょうじょう》を抱《かか》えている子供《こども》たちは，その約《やく》3割《わり》から約《やく》5割《わり》が便秘《べんぴ》や下痢《げり》などの消化器系《しょうかきけい》の問題《もんだい》を抱《かか》えています。脳《のう》と腸《ちょう》は相関関係《そうかんかんけい》にあり，ASDの症状《しょうじょう》が重《おも》ければ重《おも》いほど，腸内細菌叢《ちょうないさいきんそう》のバランスが崩《くず》れていることが，過去《かこ》の研究《けんきゅう》などからわかっています。

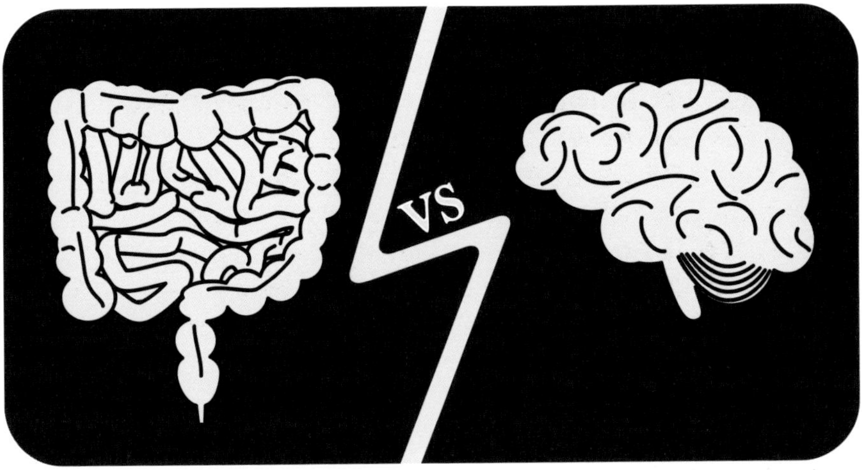

参考文献：Dae-Wook Kang, Rosa Krajmalnik-Brown,et. al.Long-Term Benefit of Microbiota Transfer Therapy on Autism Symptoms and Gut Microbiota, Scientific Reports, 9 (1)：5821，2019

4

心《こころ》の病《やまい》は たくさんある

ここまでに「うつ病《びょう》」「依存症《いぞんしょう》」「発達《はったつ》障《しょう》害《がい》」についてみてきました。しかし，心《こころ》の病《やまい》はほかにもたくさん存在《そんざい》し，早期《そうき》発見《はっけん》や適切《てきせつ》な治療《ちりょう》で回復《かいふく》するものも多《おお》くあります。4章《しょう》では，さまざまな心《こころ》の病《やまい》の症状《しょうじょう》や原因《げんいん》，治療法《ちりょうほう》などを紹介《しょうかい》します。

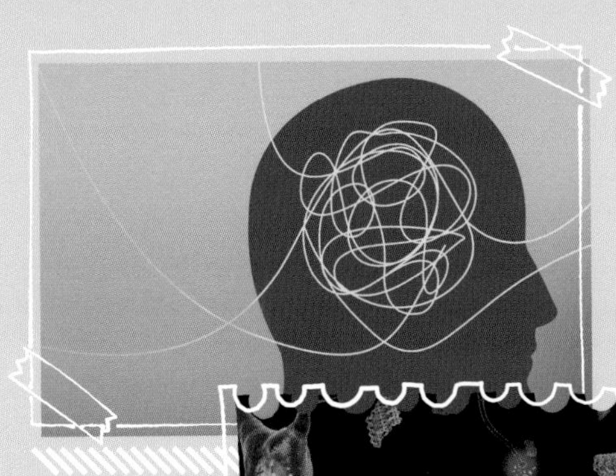

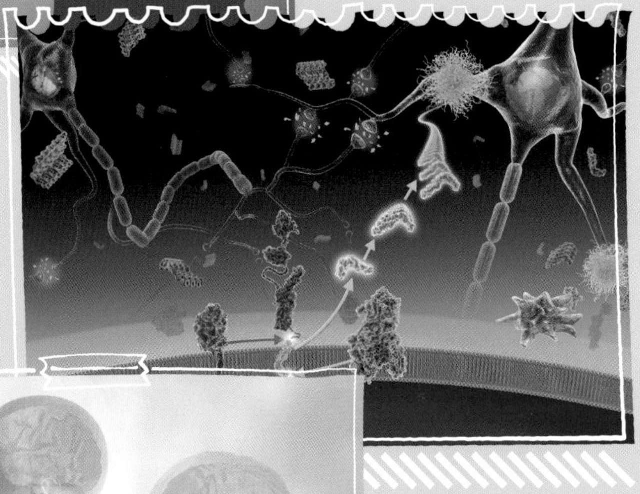

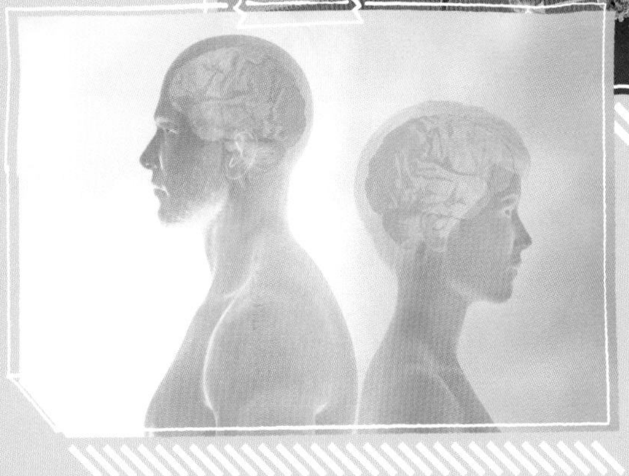

不安《ふあん》で不安《ふあん》でパニックになる「不安障害《ふあんしょうがい》」

不安《ふあん》の対象《たいしょう》が特定《とくてい》できない場合《ばあい》もある

たとえば電車《でんしゃ》に乗《の》ると，急激《きゅうげき》な不安《ふあん》におそわれ，発汗《はっかん》や動悸《どうき》，過呼吸《かこきゅう》をおこしてしまう人《ひと》がいます。あるいは，人前《ひとまえ》に立《た》つことが苦手《にがて》で，緊張《きんちょう》のあまりパニックにおちいってしまう人《ひと》がいます。**どちらも過剰《かじょう》な不安《ふあん》によってはげしい身体反応《しんたいはんのう》が引《ひ》きおこされてしまう，「不安障害《ふあんしょうがい》」という精神疾患《せいしんしっかん》の例《れい》です。**

不安《ふあん》の対象《たいしょう》は，ほかにも，閉所《へいしょ》，人《ひと》ごみ，身動《みうご》きのとれない状況《じょうきょう》などさまざまです。息苦《いきぐる》しさにおそわれ，「このまま死《し》んでしまうのではないか」と思《おも》うほどのパニックを経験《けいけん》したあと，また同様《どうよう》のパニックになるのではないかという不安《ふあん》が対象《たいしょう》になることもあります（パニック障害《しょうがい》）。また，不安《ふあん》の対象《たいしょう》が特定《とくてい》できない場《ば》合《あい》もあります（全般不安症《ぜんぱんふあんしょう》）。

こういった症状《しょうじょう》が慢性化《まんせいか》し，日常《にちじょう》生活《せいかつ》に支障《ししょう》をきたしてしまうことも多《おお》いため，早《はや》めの治療《ちりょう》が重要《じゅうよう》です。

不安障害《ふあんしょうがい》

「あの状況《じょうきょう》におちいったらどうしよう」という過剰《かじょう》な不安《ふあん》から，発汗《はっかん》や動悸《どうき》といった身体症《しんたいしょう》状《じょう》におそわれる病気《びょうき》です。不安《ふあん》の対象《たいしょう》は，ここにあげた例《れい》のほかにも，暗闇《くらやみ》や高所《こうしょ》などさまざまです。

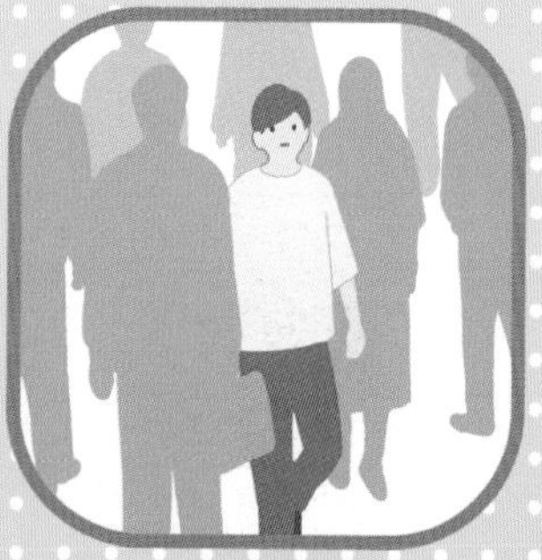

人《ひと》ごみ
［広場恐怖症《ひろばきょうふしょう》］

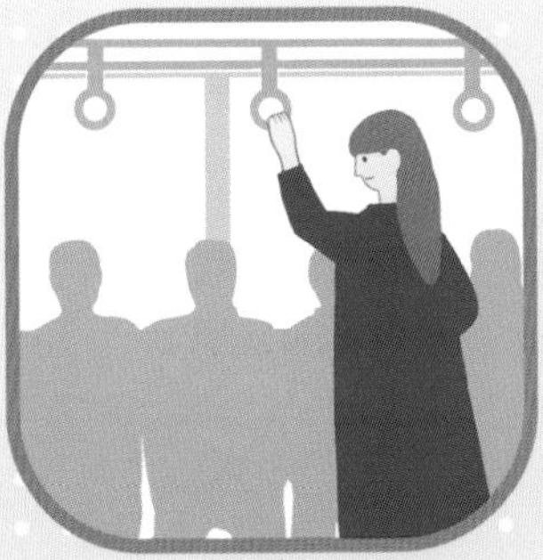

電車《でんしゃ》

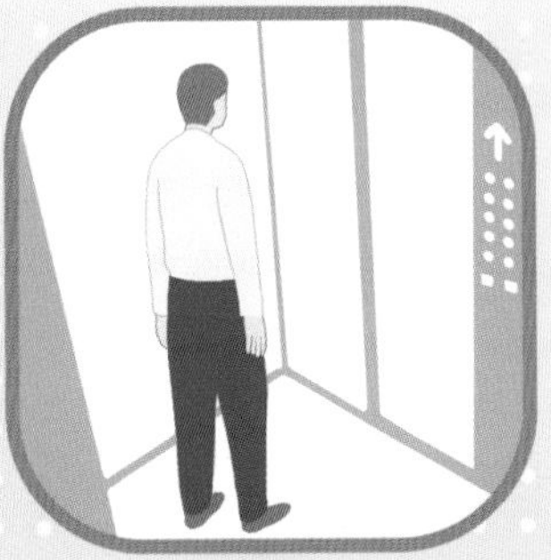

閉所《へいしょ》

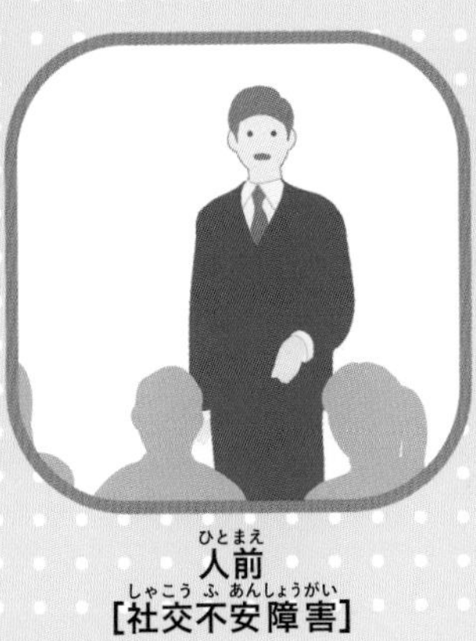

人前《ひとまえ》
[社交《しゃこう》不《ふ》安障害《あんしょうがい》]

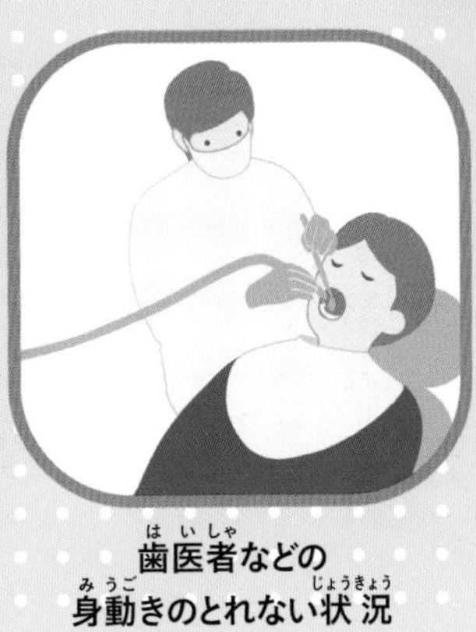

歯《は》医《い》者《しゃ》などの
身動《みうご》きのとれない状況《じょうきょう》

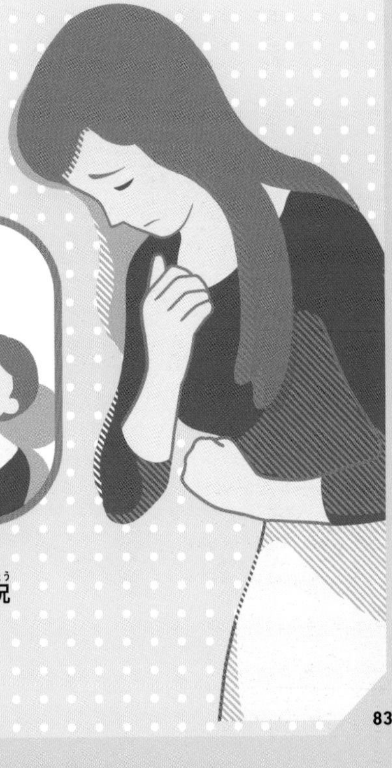

特定《とくてい》の行動《こうどう》をくりかえす「強迫性障害《きょうはくせいしょうがい》」

「これをしないと不安《ふあん》だ」という強迫観念《きょうはくかんねん》にかられる

強迫観念《きょうはくかんねん》の対象《たいしょう》は，人《ひと》それぞれ

外出《がいしゅつ》するとき，戸《と》じまりの確認《かくにん》を数十分《すうじゅっぷん》にわたってくりかえして，約《やく》束《そく》の時間《じかん》に遅《おく》れてしまったり，確認行為《かくにんこうい》をくりかえすことでかえって不安《ふあん》や自己嫌悪《じこけんお》が強《つよ》まったりする場合《ばあい》は，強迫性障害《きょうはくせいしょうがい》が疑《うたが》われます。強迫観念《きょうはくかんねん》の対象《たいしょう》はほかにも，靴《くつ》ひもをしっかりと結《むす》びなおす，容姿《ようし》を気《き》にしすぎる，物《もの》をためこむなど，さまざまなものがあります。

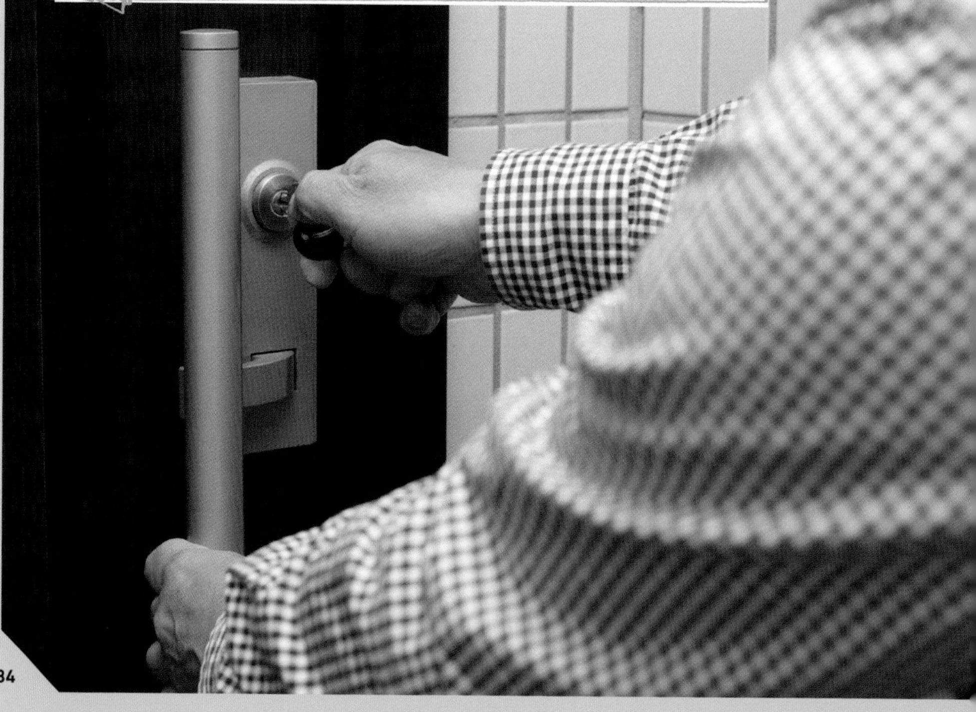

不《ふ》安障害《あんしょうがい》(前《ぜん》ページ)のほかにも，不安《ふあん》という感情《かんじょう》がきっかけとなる病気《びょうき》として「強迫性障害《きょうはくせいしょうがい》」があげられます。**強迫性障害《きょうはくせいしょうがい》とは，これをしないと不安《ふあん》だという「強迫《きょうはく》観念《かんねん》」にかられ，特定《とくてい》の行動《こうどう》をくりかえしてしまう病気《びょうき》です。**

たとえば，何《なに》かにふれるたびに「汚染《おせん》された手《て》を洗《あら》わなければいけない」という強迫観念《きょうはくかんねん》にかられ，何《なん》度《ど》も手《て》を洗《あら》ってしまうといった「潔《けっ》癖症《ぺきしょう》」も，強迫性障害《きょうはくせいしょうがい》です。強迫観《きょうはくかん》念《ねん》の対象《たいしょう》は，物事《ものごと》の手順《てじゅん》や正確性《せいかくせい》，左《さ》右対称性《ゆうたいしょうせい》，特定《とくてい》の数字《すうじ》など，多岐《たき》にわたります。

強迫性障害《きょうはくせいしょうがい》は，以前《いぜん》は不安障害《ふあんしょうがい》に含《ふく》まれていました。しかしDSM-5から，別《べつ》の病気《びょうき》として分類《ぶんるい》されることになりました。とはいえ両者《りょうしゃ》の関連《かんれん》は深《ふか》く，治療法《ちりょうほう》などには共通《きょうつう》している点《てん》が多《おお》くあります。

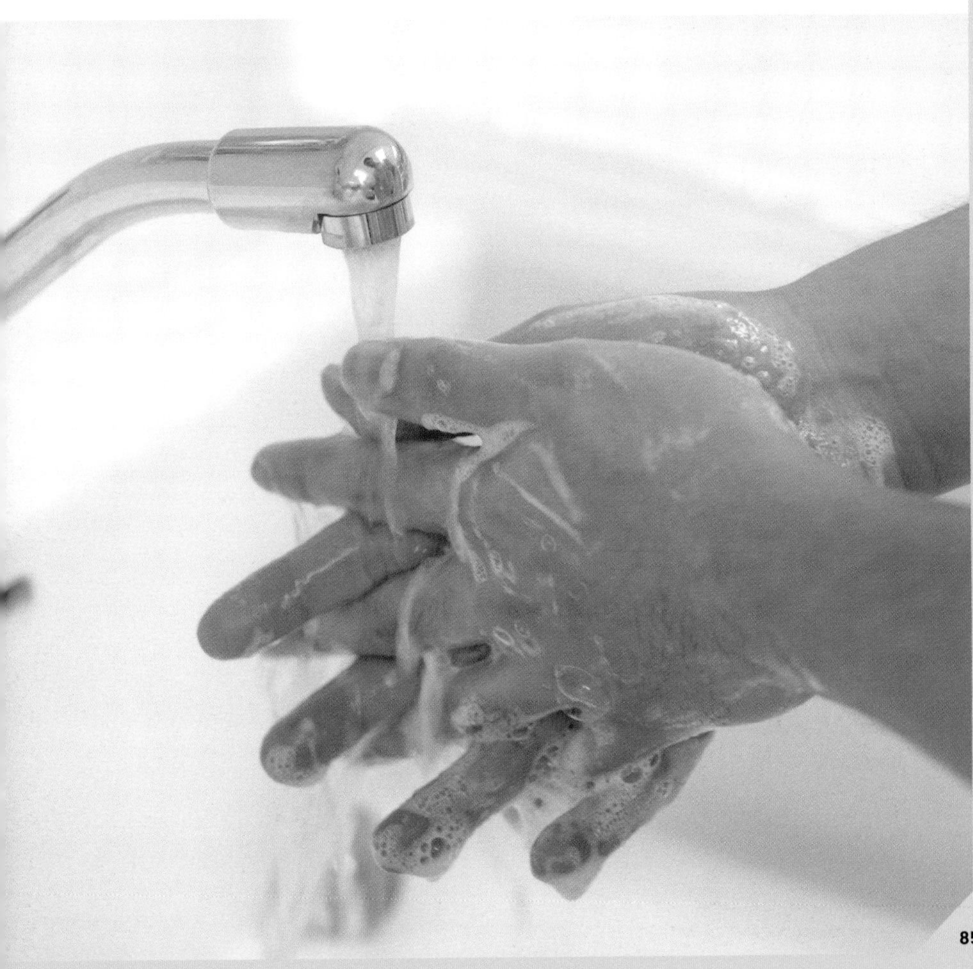

不安《ふあん》や強迫観念《きょうはくかんねん》に少《すこ》しずつ慣《な》れさせていく

薬物療法《やくぶつりょうほう》と認知行動療法《にんちこうどうりょうほう》を並行《へいこう》して行《おこな》う

小《ちい》さなことから一《ひと》つずつ挑戦《ちょうせん》する

不安障害《ふあんしょうがい》や強迫性障害《きょうはくせいしょうがい》に対《たい》する，認知行《にんちこう》動療法《どうりょうほう》を用《もち》いた治療《ちりょう》のようすをえがきました。症状《しょうじょう》によって治療《ちりょう》の内容《ないよう》はことなりますが，できることからはじめて，少《すこ》しずつ段階的《だんかいてき》に不安《ふあん》や強迫観念《きょうはくかんねん》を克《こく》服《ふく》していくという点《てん》は共通《きょうつう》しています。

不安障害《ふあんしょうがい》の治療例《ちりょうれい》

人前《ひとまえ》で話《はな》すことが苦手《にがて》な患《かん》者《じゃ》が，少人数《しょうにんずう》での会話《かいわ》に挑《ちょう》戦《せん》しているようすです。段《だん》階的《かいてき》に不安《ふあん》を克服《こくふく》していき，最終的《さいしゅうてき》に大人数《おおにんずう》の前《まえ》で話《はな》すことをめざします。

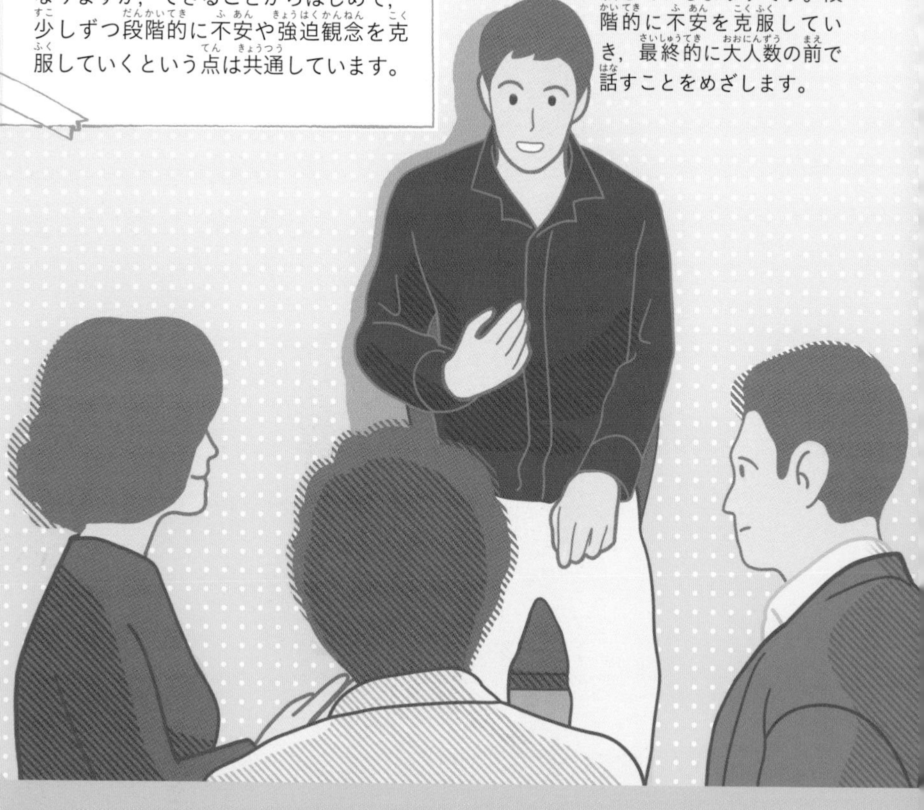

不《ふ》安障害《あんしょうがい》や強迫性障害《きょうはくせいしょうがい》の薬物《やくぶつ》療法《りょうほう》では，うつ病《びょう》の治療《ちりょう》に効果《こうか》があるSSRI※1（20～21ページ）やSNRI※2などの薬剤《やくざい》が主《おも》に用《もち》いられています。薬物療法《やくぶつりょうほう》は治療《ちりょう》に効果的《こうかてき》ではあるものの，再発《さいはつ》を防《ふせ》ぐことがむずかしいという欠点《けってん》があります。**そこで，再発予防《さいはつよぼう》の効果《こうか》が認《みと》められている認知行動療法《にんちこうどうりょうほう》を並行《へいこう》して行《おこな》うことが推奨《すいしょう》されています。**

認知行動療法《にんちこうどうりょうほう》では，長《なが》い時間《じかん》をかけて根本的《こんぽんてき》な不安《ふあん》を取《と》りのぞくことで，再発《さいはつ》の可能性《かのうせい》を下《さ》げることが可能《かのう》です。**具体的《ぐたいてき》には，不安《ふあん》や強迫観念《きょうはくかんねん》の対象《たいしょう》に段階的《だんかいてき》にふれていくようなトレーニングが行《おこな》われます。**

たとえば，人前《ひとまえ》に立《た》つことが苦手《にがて》な社交不安障害《しゃこうふあんしょうがい》の患者《かんじゃ》の場合《ばあい》，まずはカウンセラーの前《まえ》で自己紹介《じこしょうかい》をしてもらうなど，少人数《しょうにんずう》での会話《かいわ》を行《おこな》います。そして，慣《な》れた段階《だんかい》でもう少《すこ》し人数《にんずう》をふやすことをくりかえし，人前《ひとまえ》で話《はな》すことへの不安《ふあん》を段階的《だんかいてき》に克服《こくふく》していきます。

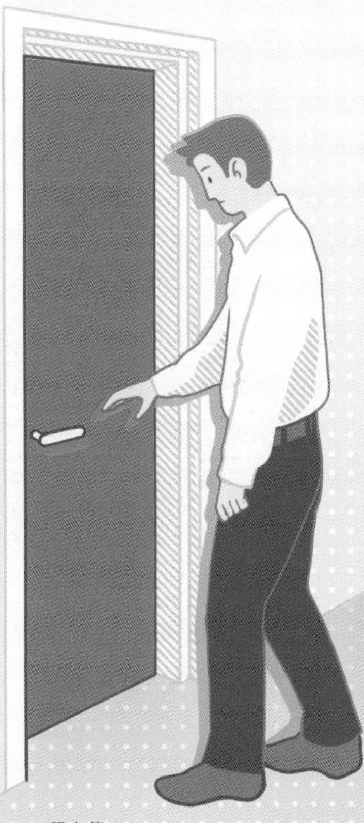

強迫性障害《きょうはくせいしょうがい》の治療例《ちりょうれい》

たくさんの人《ひと》がよくさわる場所《ばしょ》をきたないと感《かん》じ，ふれることができない患者《かんじゃ》が，比較的挑戦《ひかくてきちょうせん》しやすいドアノブにそっとふれているようすです。ふれたあとに手洗《てあら》いを少《すこ》しがまんしてみることで，少《すこ》しずつ強迫観念《きょうはくかんねん》を解消《かいしょう》していきます。

※1：選択的セロトニン再取りこみ阻害薬
※2：セロトニン・ノルアドレナリン再取りこみ阻害薬

幻覚《げんかく》や妄想《もうそう》がみられる「統合失調症《とうごうしっちょうしょう》」

実在《じつざい》しないはずのものが見《み》えたり，聞《き》こえたりする

「統《とう》合失調症《ごうしっちょうしょう》」は，幻覚《げんかく》と妄想《もうそう》を主症状《しゅしょうじょう》とする「精神病性障害《せいしんびょうせいしょうがい》」の代表的《だいひょうてき》なものです。幻覚《げんかく》とは，実在《じつざい》しないはずの対象《たいしょう》を知覚《ちかく》する体験《たいけん》のことです。一方《いっぽう》，妄想《もうそう》は，現実《げんじつ》にはありえないことを信《しん》じこみ，論理的《ろんりてき》な説明《せつめい》や説得《せっとく》で訂正《ていせい》することができなくなることです。

統合失調症《とうごうしっちょうしょう》では，思考《しこう》の異常《いじょう》がみられたり，意思《いし》をあらわすことができない「昏迷《こんめい》」状態《じょうたい》におちいったり，大《おお》げさな動作《どうさ》や言葉《ことば》づかい，奇妙《きみょう》な表情《ひょうじょう》をみせたりといった症状《しょうじょう》があらわれることがあります。また，無《む》気力《きりょく》になったり会話《かいわ》の内容《ないよう》がとぼしくなったりする場合《ばあい》もあります。

統合失調症《とうごうしっちょうしょう》は，生活上《せいかつじょう》のできごとやストレスがきっかけで発病《はつびょう》することがあります。統合失調症《とうごうしっちょうしょう》の原因《げんいん》として有力《ゆうりょく》なものに，「ドーパミン仮《か》説《せつ》」があります。**神経伝達物質《しんけいでんたつぶっしつ》の一《ひと》つである「ドーパミン」の過剰《かじょう》な分《ぶん》泌《ぴつ》によって，神経細胞《しんけいさいぼう》の活動《かつどう》が活発《かっぱつ》になることが原因《げんいん》とする説《せつ》です。**

ムンクの『叫《さけ》び』

ノルウェーの画家エドヴァルド・ムンク（1863～1944）の『叫《さけ》び』は，ムンク自身《じしん》がおかされた妄想型《もうそうがた》の精神疾患《せいしんしっかん》の体験《たいけん》を象徴的《しょうちょうてき》に表現《ひょうげん》しているといわれています。統合失調症《とうごうしっちょうしょう》の患者《かんじゃ》では，この絵画《かいが》のように，外界《がいかい》のものが何《なに》か意味《いみ》をもってせまってくるような認知障害《にんちしょうがい》があらわれたり，聞《き》こえるはずのない声《こえ》（幻聴《げんちょう》）が聞《き》こえたりするといった症状《しょうじょう》がみられます。

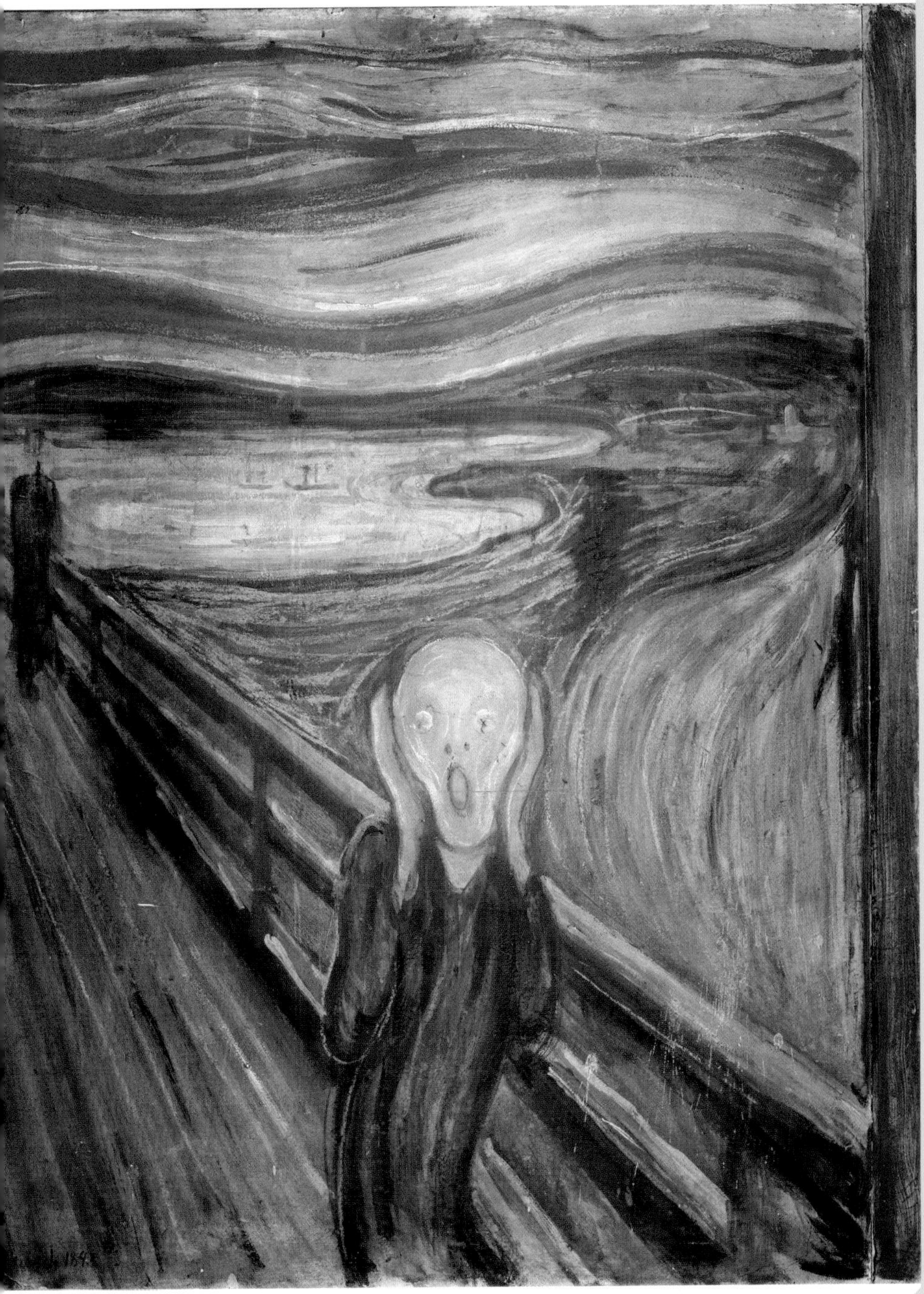

四《よっ》つのステージを経《へ》て症状《しょうじょう》が経過《けいか》する

休息期《きゅうそくき》に治療《ちりょう》の効果《こうか》が出《で》ると回復《かいふく》に向《む》かう

四《よっ》つのステージを経《へ》て統合失調症《とうごうしっちょうしょう》は回復《かいふく》へ

統合失調症《とうごうしっちょうしょう》の回復《かいふく》までに経過《けいか》する四《よっ》つのステージ(左《ひだり》から右《みぎ》に進行《しんこう》)と，各《かく》ステージであらわれる主《おも》な症状《しょうじょう》をえがきました。なお，必《かなら》ず右《みぎ》に向《む》かって進行《しんこう》していくとは限《かぎ》らず，休息期《きゅうそくき》から急性期《きゅうせいき》にもどってしまう場合《ばあい》などもあります。

前兆期《ぜんちょうき》

発症前《はっしょうまえ》に軽《かる》い症状《しょうじょう》があらわれる時期《じき》です。平均《へいきん》で5年《ねん》ほどだと考《かんが》えられています。この時期《じき》の早期診断《そうきしんだん》が，発症《はっしょう》の予防《よぼう》やのちの治療《ちりょう》に効果的《こうかてき》です。

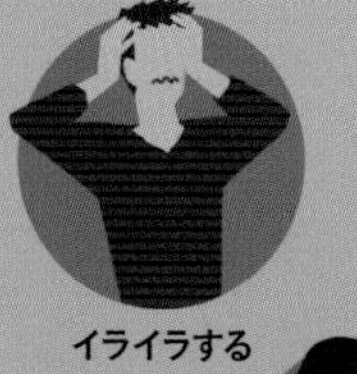
イライラする

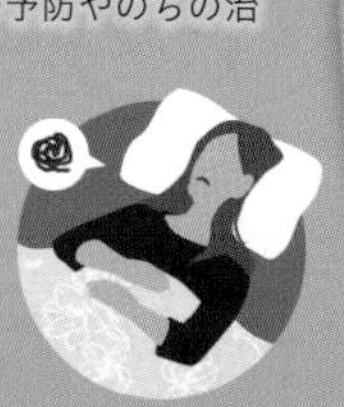
眠れない

物音や光に敏感になる

急性期《きゅうせいき》

統合失調症《とうごうしっちょうしょう》を発症《はっしょう》し，幻聴《げんちょう》や妄想《もうそう》などさまざまな陽性症状《ようせいしょうじょう》があらわれる時期《じき》です。発症後《はっしょうご》，数週間《すうしゅうかん》から数《すう》か月《げつ》で休息期《きゅうそくき》に移行《いこう》します。

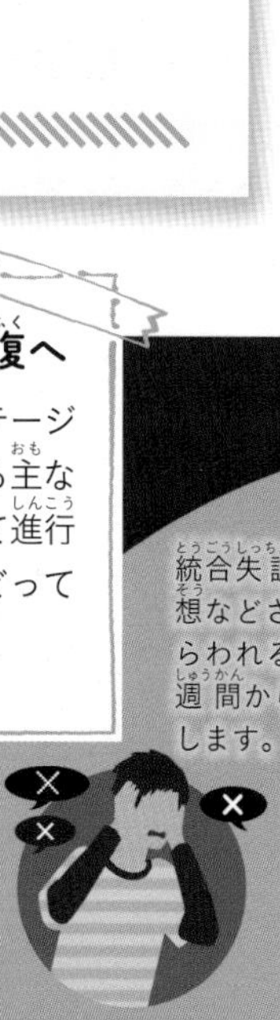
自分の悪口が聞こえるように感じる

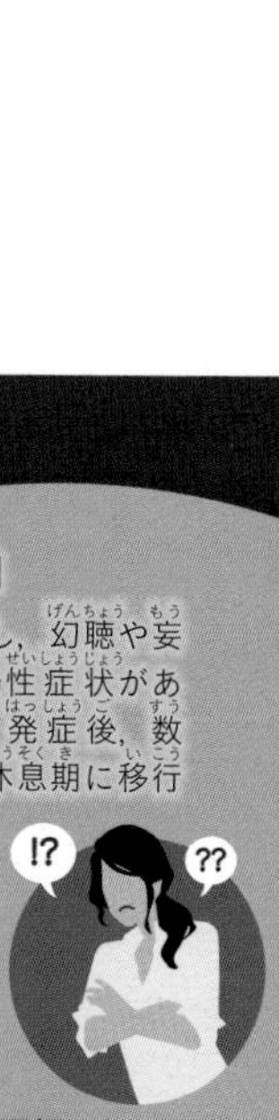

理解できない論理で人を疑う

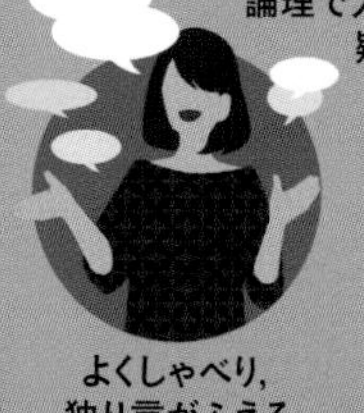
よくしゃべり，独り言がふえる

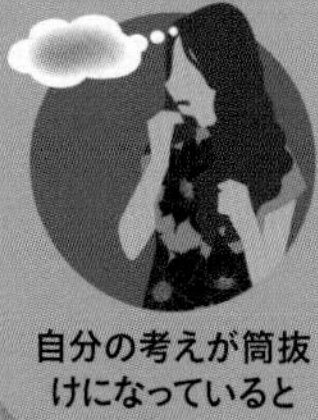
自分の考えが筒抜けになっていると感じる

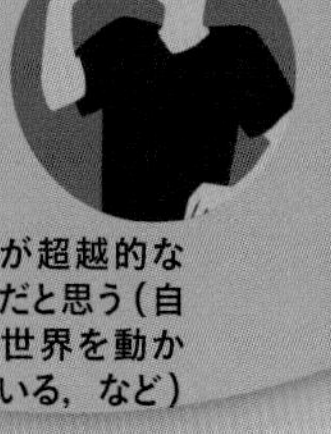
自分が超越的な存在だと思う(自分が世界を動かしている，など)

統《とう》合失調症《ごうしっちょうしょう》の病状《びょうじょう》の経過《けいか》は，主《おも》に四《よっ》つのステージに分《わ》けられます。まずは，軽《かる》い症状《しょうじょう》があらわれる「前兆期《ぜんちょうき》」。眠《ねむ》れなくなったり，イライラしたり，物音《ものおと》や光《ひかり》に敏感《びんかん》になったりします。つづいて「急性期《きゅうせいき》」をむかえます。脳《のう》の活動《かつどう》が過剰《かじょう》になり，「自分《じぶん》の悪口《わるぐち》が聞《き》こえる」「だれかに見張《みは》られている」といった「陽性症《ようせいしょう》状《じょう》」があらわれます。

次《つぎ》に，一転《いってん》して脳《のう》の活動《かつどう》が低下《ていか》し，「休息期《きゅうそくき》（消耗期《しょうもうき》）」をむかえます。「喜怒哀楽《きどあいらく》がとぼしくなる」「無気《むき》力《りょく》になる」「身《み》だしなみが乱《みだ》れる」などの「陰性症状《いんせいしょうじょう》」があらわれ，「記憶《きおく》力《りょく》や知能《ちのう》の低下《ていか》」といった「認知機《にんちき》能障害《のうしょうがい》」がみられます。

休息期《きゅうそくき》に薬《くすり》を飲《の》みつづけ，脳《のう》の活《かつ》動《どう》が通常《つうじょう》にもどっていけば，「回復《かいふく》期《き》」をむかえます。だんだんと周囲《しゅうい》への関心《かんしん》がもどり，気持《きも》ちにゆとりが出《で》てきます。この時期《じき》からリハビリテーションをはじめ，発症前《はっしょうまえ》と同《おな》じような生活《せいかつ》をめざしていきます。

休息期《きゅうそくき》（消耗期《しょうもうき》）

脳《のう》の活動《かつどう》が低下《ていか》し，喜怒哀楽《きどあいらく》がとぼしくなる，抑《よく》うつ状態《じょうたい》になるなどの陰性症状《いんせいしょうじょう》があらわれ，認知機能障害《にんちきのうしょうがい》が顕在化《けんざいか》する時期《じき》です。治療《ちりょう》や休養《きゅうよう》の効果《こうか》が出《で》ている場合《ばあい》，数《すう》か月《げつ》から数年《すうねん》で回復期《かいふくき》に移行《いこう》します。

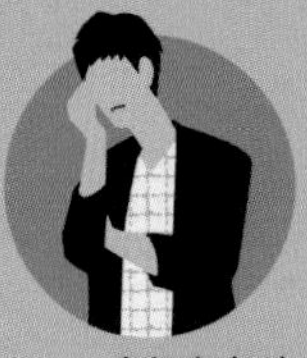

喜怒哀楽が
とぼしくなる

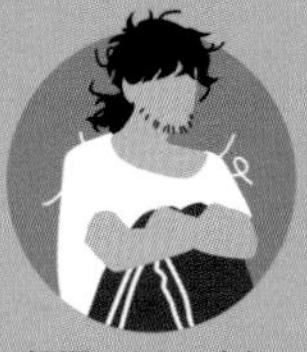

部屋にとじこもり，
身だしなみが乱れる

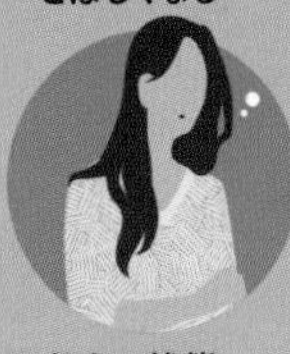

抑うつ状態
になる

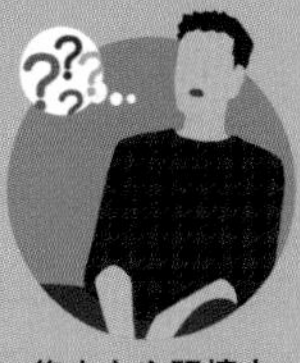

集中力や記憶力
などが低下する

回復期《かいふくき》

徐々《じょじょ》に意欲《いよく》や関心《かんしん》がわいてくる時期《じき》です。社《しゃ》会生活《かいせいかつ》を取《と》りもどすために，対人関係《たいじんかんけい》の訓練《くんれん》や運動《うんどう》などのリハビリを行《おこな》います。統合失調《とうごうしっちょう》症《しょう》は再発《さいはつ》の可能性《かのうせい》が高《たか》いため，この時期《じき》でも薬《くすり》を飲《の》みつづける必要《ひつよう》があります。

周囲への関心が
増加する

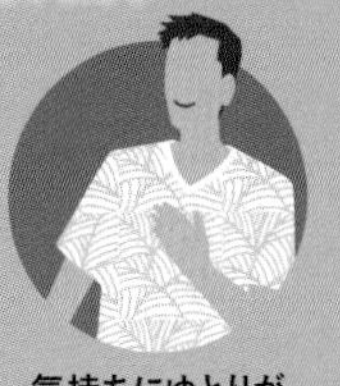

気持ちにゆとりが
出てくる

統合失調症《とうごうしっちょうしょう》の治療《ちりょう》には，薬《くすり》が欠《か》かせない

20世紀半《せいきなか》ばに登場《とうじょう》した薬《くすり》で回復率《かいふくりつ》が劇的《げきてき》に向上《こうじょう》！

陽《よう》性症状《せいしょうじょう》がおきているとき，統合失調症《とうごうしっちょうしょう》の患者《かんじゃ》の脳《のう》では，快楽《かいらく》などにかかわる神経伝達物質《しんけいでんたつぶっしつ》「ドーパミン」（60～61ページ）が過剰《かじょう》になってしまっていると考《かんが》えられています。**そのため，ドーパミンを抑制《よくせい》するはたらきをもつ「抗精神病薬《こうせいしんびょうやく》」が，統合失調症《とうごうしっちょうしょう》の治療《ちりょう》には不可欠《ふかけつ》となっています。**

使用《しよう》される抗精神病薬《こうせいしんびょうやく》は，第《だい》1世代《せだい》と第《だい》2世代《せだい》に分《わ》けられます。第《だい》1世代《せだい》の抗精神病薬《こうせいしんびょうやく》である「定《てい》型抗精神病薬《けいこうせいしんびょうやく》」は，ドーパミンのはたらきを強力《きょうりょく》に抑制《よくせい》し，陽性症《ようせいしょう》状《じょう》を軽減《けいげん》するはたらきをもちます。しかし，意欲《いよく》の低下《ていか》といった陰性《いんせい》症状《しょうじょう》にはあまり効果《こうか》がみられず，手足《てあし》のふるえなどの副作用《ふくさよう》があらわれる場合《ばあい》がありました。

一方《いっぽう》，第《だい》2世代《せだい》の抗精神病薬《こうせいしんびょうやく》である「非定型抗精神病薬《ひていけいこうせいしんびょうやく》」は，ドーパミンだけでなくセロトニン（20～21ページ）などの神経伝達《しんけいでんたつ》物質《ぶっしつ》にも作用《さよう》することで，陽性症《ようせいしょう》状《じょう》をおさえつつ陰性症状《いんせいしょうじょう》にも効《こう》果《か》がみられ，認知機能障害《にんちきのうしょうがい》が改善《かいぜん》する場合《ばあい》もあります。一部《いちぶ》の非定《ひてい》型抗精神病薬《けいこうせいしんびょうやく》では体重増加《たいじゅうぞうか》や血《けっ》糖値上昇《とうちじょうしょう》がおきてしまうこともありますが，副作用《ふくさよう》が比較的少《ひかくてきすく》ないことも特徴《とくちょう》です。

なお，第《だい》1世代《せだい》の薬《くすり》をすでに服《ふく》用《よう》している人《ひと》が，第《だい》2世代《せだい》の薬《くすり》に変《か》える場合《ばあい》，新《あら》たな副作用《ふくさよう》がおきる可能性《かのうせい》があります。そのため，現《げん》状《じょう》で効果《こうか》が認《みと》められ，重《おも》い副作用《ふくさよう》がなければ，無理《むり》に移行《いこう》する必要《ひつよう》はありません。

統合失調症《とうごうしっちょうしょう》はかつて「精神分裂《せいしんぶんれつ》症《しょう》」などとよばれ，非常《ひじょう》になおりにくい病気《びょうき》でした。しかし，20世《せい》紀半《きなか》ばから登場《とうじょう》したこれらの薬《くすり》によって，回復《かいふく》の可能性《かのうせい》は劇的《げきてき》に上《あ》がりました。

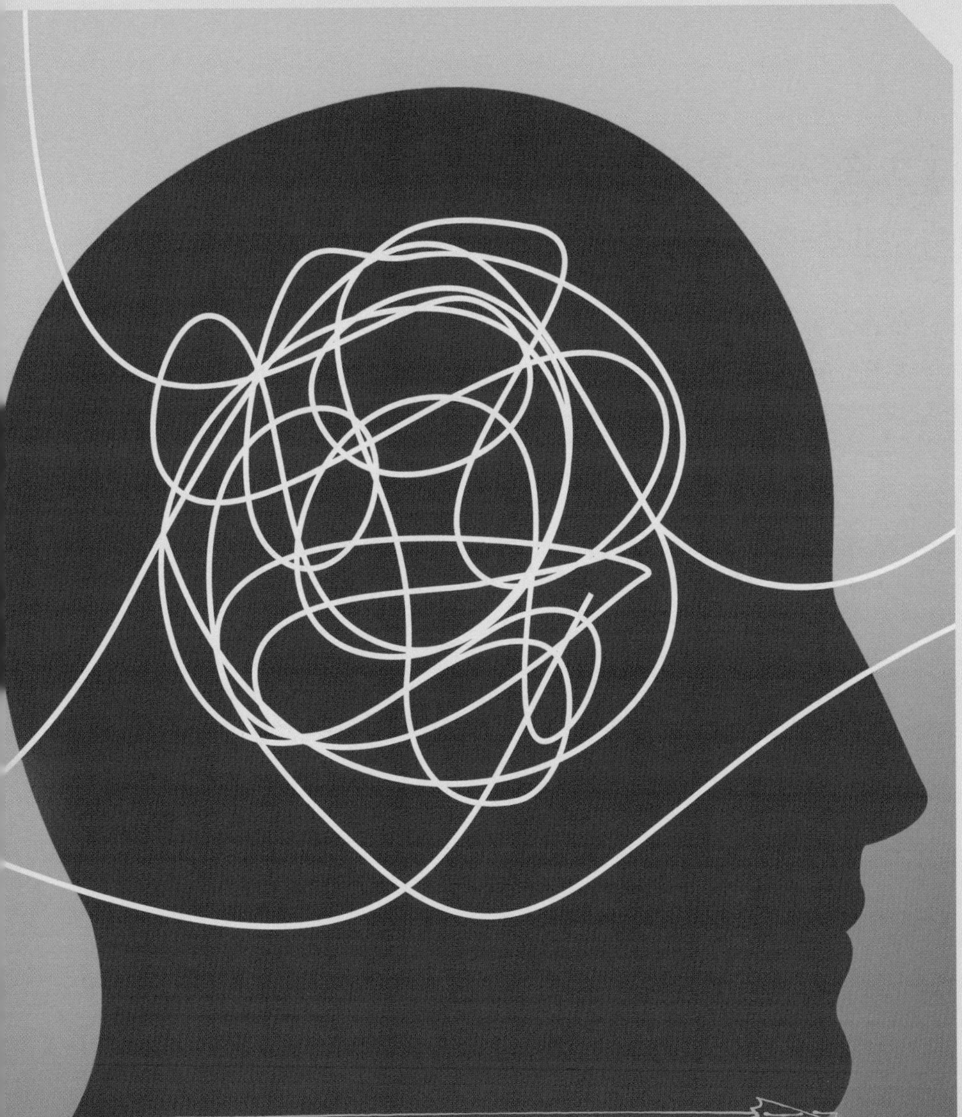

今《いま》は「精神分裂症《せいしんぶんれつしょう》」とはいわない

「精神分裂症《せいしんぶんれつしょう》」は，2002年《ねん》に「統合失調症《とうごうしっちょうしょう》」という名称《めいしょう》に変更《へんこう》されました。「精神分裂症《せいしんぶんれつしょう》」という名前《なまえ》には，どうしてもマイナスのイメージがつきまといますが，けっして回復《かいふく》のみこみが少《すく》ないものではありません。この障害《しょうがい》に対《たい》する先入観《せんにゅうかん》を払拭《ふっしょく》して，患者《かんじゃ》の社会参加《しゃかいさんか》によい影《えい》響《きょう》をおよぼすことが期待《きたい》されています。

心の病はたくさんある

合《ごう》理《り》的《てき》な説《せつ》明《めい》で妄《もう》想《そう》を消《け》していく

家《か》族《ぞく》の接《せっ》し方《かた》が本《ほん》人《にん》の回《かい》復《ふく》を左《さ》右《ゆう》する

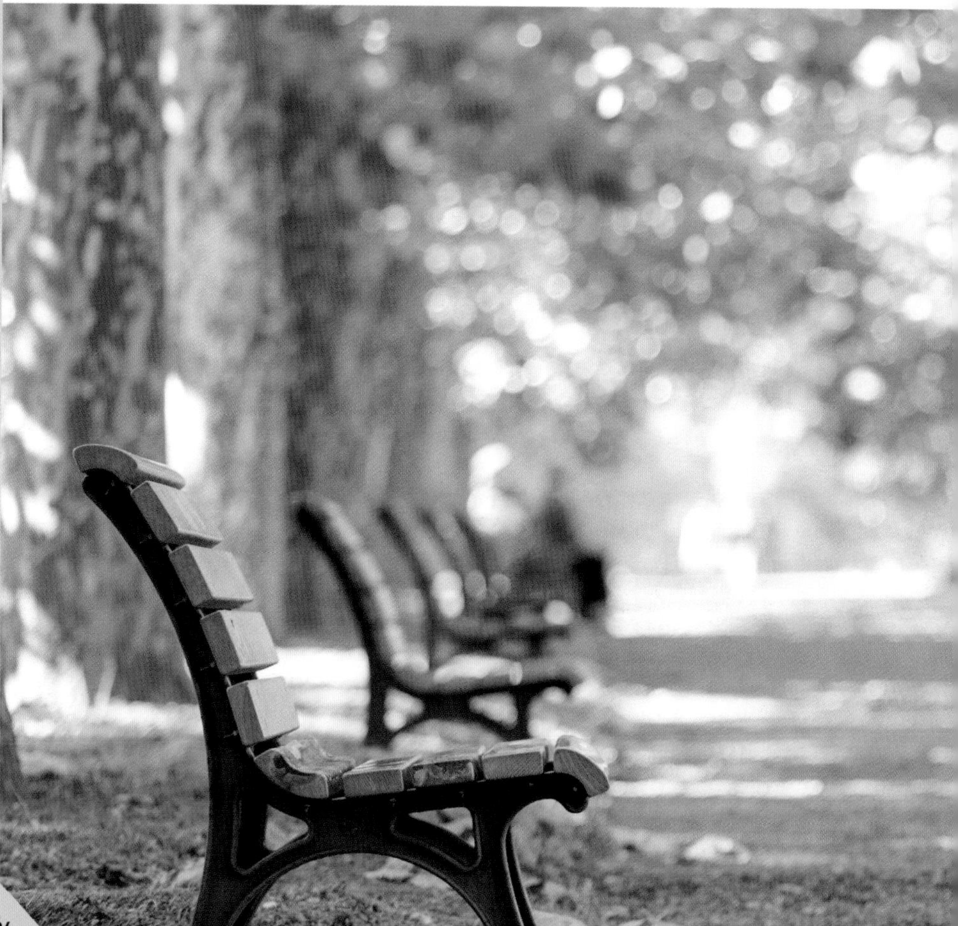

統《とう》合失調症《ごうしっちょうしょう》は「疑《うたが》いの病気《びょうき》」とよばれることがあります。たとえば，レストランで食事《しょくじ》をしているときにほかの客《きゃく》がスパイであると疑《うたが》い，自分《じぶん》の思考《しこう》をのぞいているのではないかという妄想《もうそう》にとらわれてしまうといった症例《しょうれい》があります。**薬《やく》物療法《ぶつりょうほう》と並行《へいこう》して行《おこな》われる場合《ばあい》がある認知行動療法《にんちこうどうりょうほう》では，このような疑《うたが》いを払《はら》う治療《ちりょう》が行《おこな》われます。**

上《うえ》の例《れい》でいえば，客《きゃく》がスパイであるという疑《うたが》いが非合理的《ひごうりてき》であることをていねいに説明《せつめい》していきます。からまった糸《いと》をほどいていくように少《すこ》しずつでも疑《うたが》いを晴《は》らしていくことができれば，回復《かいふく》につながります。

また，治療《ちりょう》には家族《かぞく》の協力《きょうりょく》も重要《じゅうよう》です。**家族《かぞく》の接《せっ》し方《かた》が本人《ほんにん》の回復《かいふく》の経過《けいか》を左右《さゆう》させることがわかっており，患者《かんじゃ》への寄《よ》りそい方《かた》を家族《かぞく》が練習《れんしゅう》する「家族《かぞく》SST（社会生活技能訓練《しゃかいせいかつぎのうくんれん》）」も行《おこな》われています。**

患者《かんじゃ》への接《せっ》し方《かた》を家族《かぞく》が学《まな》ぶ「家族《かぞく》SST」

SST（Social Skills Training，社会生活技能訓練《しゃかいせいかつぎのうくんれん》）とは，日常生活《にちじょうせいかつ》の中《なか》でおきやすい場面《ばめん》ごとのコミュニケーションを練習《れんしゅう》するプログラムのことです。統合失調症《とうごうしっちょうしょう》の患者《かんじゃ》のいる家族《かぞく》に対《たい》しては，主《おも》に以下《いか》の3項目《こうもく》を実践方式《じっせんほうしき》で学《まな》ぶプログラムが組《く》まれています。医療機関《いりょうきかん》や各地域《かくちいき》の保健福祉《ほけんふくし》施設《しせつ》，家族会《かぞくかい》などで受講《じゅこう》することができます。

1. 病気《びょうき》を正《ただ》しく理解《りかい》する

2. 「自分《じぶん》の育《そだ》て方《かた》が悪《わる》かったのでは」といった自責《じせき》の念《ねん》や統合失調症《とうごうしっちょうしょう》への偏見《へんけん》をなくす。

3. 統合失調症《とうごうしっちょうしょう》の人《ひと》への対応能力《たいおうのうりょく》を向上《こうじょう》させる。

『本人・家族に優しい統合失調症のお話』（功刀 浩 監修）を参考にしました。

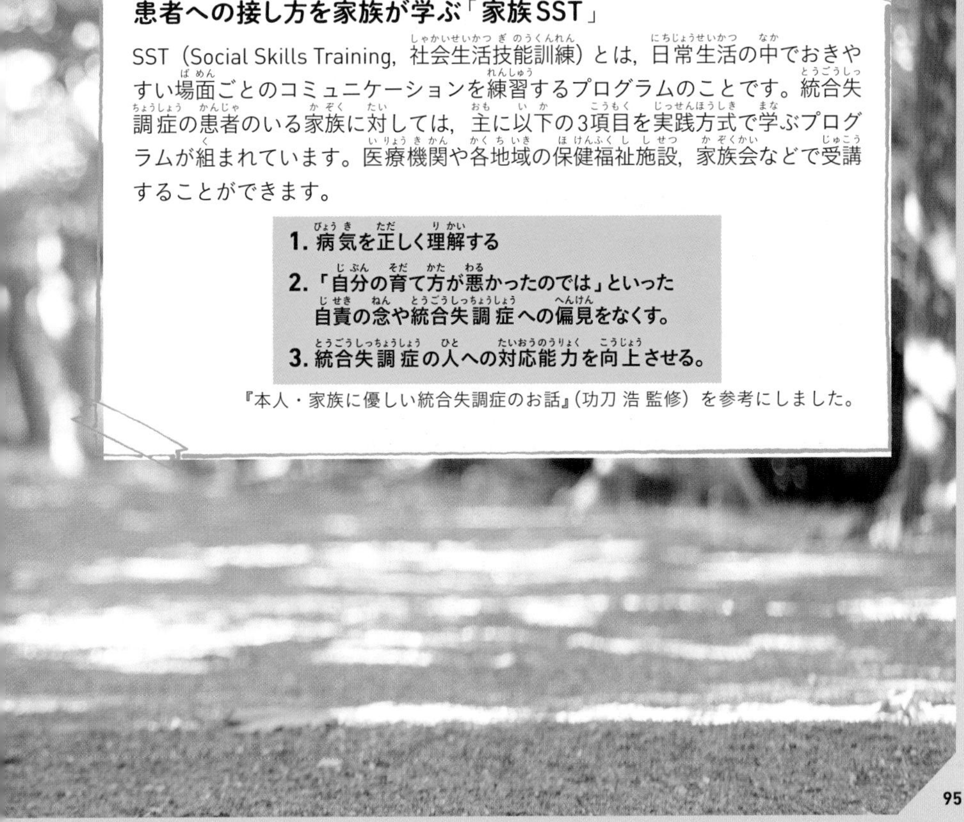

Column

コーヒーブレーク

ゴッホは心《こころ》の病《やまい》だった

オランダの画家《がか》フィンセント・ファン・ゴッホ（1853～1890）は，『ひまわり』をはじめ数々《かずかず》の名画《めいが》をえがきました。その一方《いっぽう》で，自分《じぶん》の耳《みみ》を切《き》り落《お》とし，最《さい》後《ご》は拳銃《けんじゅう》で自殺《じさつ》をしたエピソードなどが知《し》られています。

ゴッホは，何《なん》らかの精神《せいしん》の病気《びょうき》をわずらっていたといわれています。病名《びょうめい》については，「統合失調《とうごうしっちょう》症《しょう》」など，諸説《しょせつ》あります。**2016年《ねん》，アムステルダムのゴッホ美術館《びじゅつかん》で行《おこな》われた討論会《とうろんかい》では，ゴッホが「双極性障害《そうきょくせいしょうがい》」もしくは「境界性《きょうかいせい》パーソナリティ障害《しょうがい》」であった可《か》能性《のうせい》が指摘《してき》されました。**

研究者《けんきゅうしゃ》らによると，ゴッホが精《せい》神《しん》の病気《びょうき》を発症《はっしょう》したのは，過度《かど》の飲酒《いんしゅ》，乱《みだ》れた食生活《しょくせいかつ》，共同生活《きょうどうせいかつ》をしていたフランスの画家《がか》ポール・ゴーギャン（1848～1903）との関《かん》係《けい》の悪化《あっか》など，さまざまな要因《よういん》が重《かさ》なったためと考《かんが》えられています。

また，精神《せいしん》の病気《びょうき》の症状《しょうじょう》が出《で》るたびに，再発《さいはつ》するのではないかという恐《おそ》れが強《つよ》まり，その恐怖心《きょうふしん》が自殺《じさつ》につながったという見方《みかた》もされています。

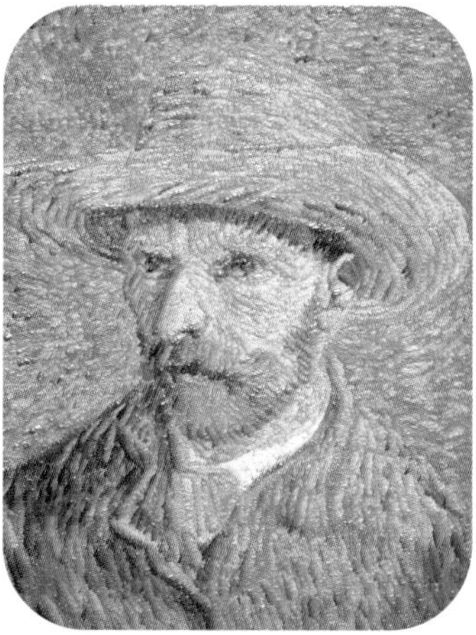

フィンセント・ファン・ゴッホ
（1853～1890）

ゴッホの代表作《だいひょうさく》の一《ひと》つ『ひまわり』

1888年《ねん》8月《がつ》から1890年《ねん》1月《がつ》にかけて7点制作《てんせいさく》されたとされ，そのうち6点《てん》が現存《げんそん》しています。

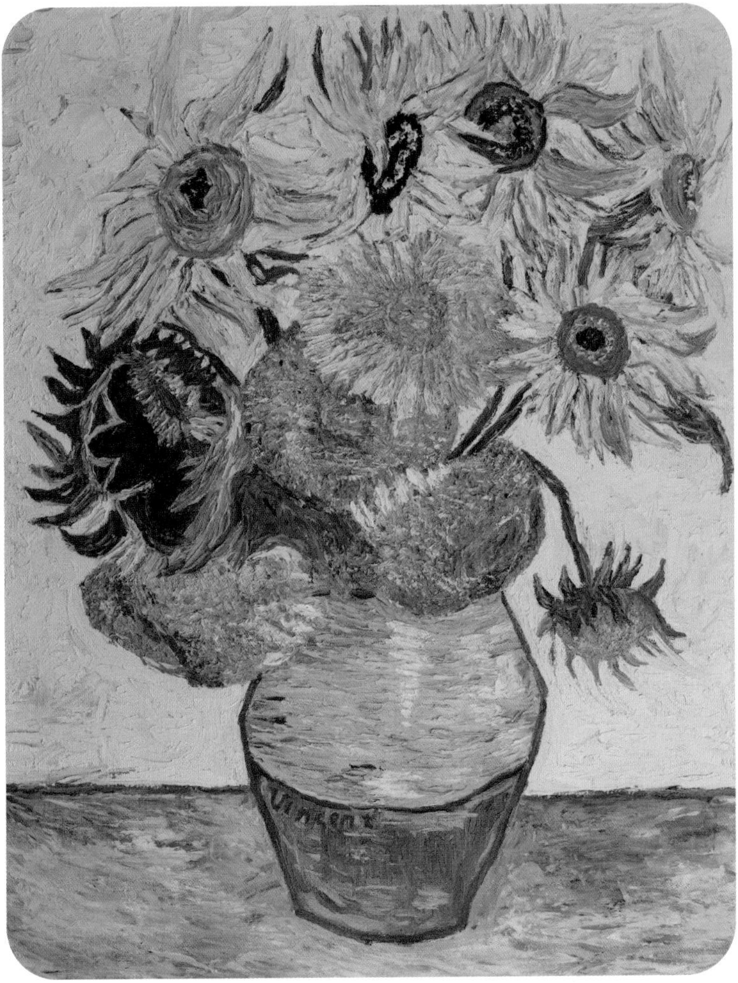

心の病はたくさんある

ものの見方《みかた》やとらえ方《かた》に強《つよ》いかたよりがある「パーソナリティ障害《しょうがい》」

普通《ふつう》の人《ひと》に共通《きょうつう》する特性《とくせい》が強調《きょうちょう》された状態《じょうたい》

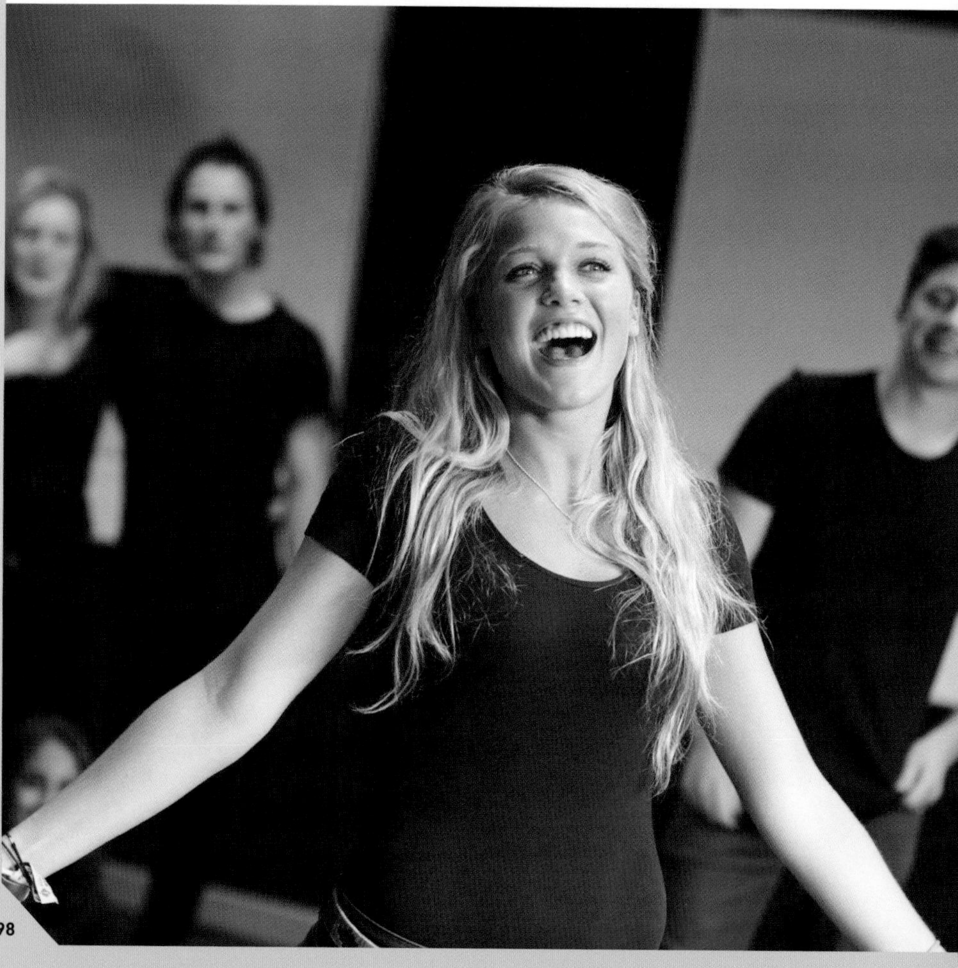

同《おな》じ状況《じょうきょう》に置《お》かれても，そのときどのように考《かんが》え，どんな行動《こうどう》をとるのかは，人《ひと》それぞれです。**しかし，そういった反応《はんのう》が文化的《ぶんかてき》・社会的《しゃかいてき》な平均《へいきん》から大《おお》きくずれている場合《ばあい》，自身《じしん》や他人《たにん》に苦痛《くつう》をあたえ，生活《せいかつ》に支障《ししょう》をきたしてしまうことがあります。**このような精神疾患《せいしんしっかん》を「パーソナリティ障害《しょうがい》」とよびます。

DSM-5によると，パーソナリティ障害《しょうがい》は大《おお》きく3群《ぐん》に分《わ》けられます。A群《ぐん》は「奇妙《きみょう》で風変《ふうが》わり」，B群《ぐん》は「演技的《えんぎてき》・感情的《かんじょうてき》で移《うつ》り気《ぎ》」，C群《ぐん》は「不安《ふあん》で内向的《ないこうてき》」という特徴《とくちょう》があります。各群《かくぐん》ごとに3～4分類《ぶんるい》，全部《ぜんぶ》で10分類《ぶんるい》が存在《そんざい》します（次《つぎ》のページでくわしく解説《かいせつ》）。

パーソナリティ障害《しょうがい》は，一部《いちぶ》，生《う》まれもった特性《とくせい》に加《くわ》えて，後天的《こうてんてき》な経験《けいけん》が原因《げんいん》で考《かんが》え方《かた》や行動《こうどう》がかたよってしまい，発症《はっしょう》すると考《かんが》えられる精神疾患《せいしんしっかん》です。

パーソナリティ障害《しょうがい》の種類《しゅるい》	
A群《ぐん》	猜疑性《さいぎせい》（妄想性《もうそうせい》）パーソナリティ障害《しょうがい》
	シゾイド（スキゾイド）パーソナリティ障害《しょうがい》
	統合失調型《とうごうしっちょうがた》（失調型《しっちょうがた》）パーソナリティ障害《しょうがい》
B群《ぐん》	反社会性《はんしゃかいせい》パーソナリティ障害《しょうがい》
	境界性《きょうかいせい》パーソナリティ障害《しょうがい》
	演技性《えんぎせい》パーソナリティ障害《しょうがい》
	自己愛性《じこあいせい》パーソナリティ障害《しょうがい》
C群《ぐん》	回避性《かいひせい》パーソナリティ障害《しょうがい》
	依存性《いぞんせい》パーソナリティ障害《しょうがい》
	強迫性《きょうはくせい》パーソナリティ障害《しょうがい》

パーソナリティ障害《しょうがい》は三《みっ》つの群《ぐん》に分《わ》けられる

どの群《ぐん》も両極端《りょうきょくたん》な考《かんが》え方《かた》をし，過度《かど》な自己愛《じこあい》と劣等感《れっとうかん》が共存《きょうぞん》している

A群
奇妙で
風変わり

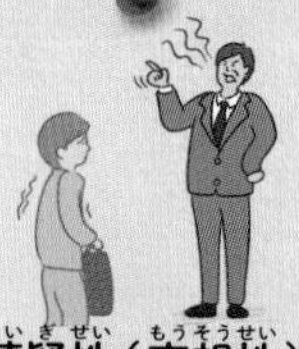

猜疑性《さいぎせい》（妄想性《もうそうせい》）パーソナリティ障害《しょうがい》

他人《たにん》を根拠《こんきょ》もなく疑《うたが》い，はげしい不信感《ふしんかん》から対人関係《たいじんかんけい》に支障《ししょう》をきたします。他人《たにん》の裏切《うらぎ》りの証拠《しょうこ》をさがすような行動《こうどう》をとることもあります。

B群
演技的・
感情的で
移り気

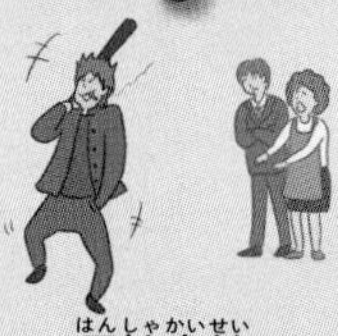

反社会性《はんしゃかいせい》パーソナリティ障害《しょうがい》

社会規範《しゃかいきはん》や他人《たにん》の感情《かんじょう》を軽視《けいし》し，他人《たにん》を害《がい》する行為《こうい》を冷酷《れいこく》に行《おこな》います。行動《こうどう》は衝動的《しょうどうてき》でずるがしこく，目先《めさき》の利益《りえき》のために恩人《おんじん》でも裏切《うらぎ》ります。

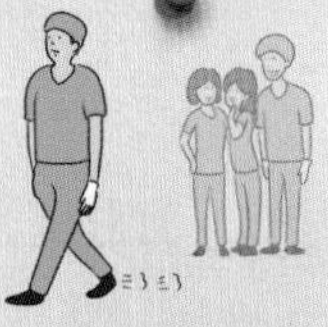

シゾイド（スキゾイド）パーソナリティ障害《しょうがい》

喜怒哀楽《きどあいらく》の起伏《きふく》がとぼしく，他者《たしゃ》への関心《かんしん》が非常《ひじょう》に薄《うす》い傾向《けいこう》があります。周囲《しゅうい》からの賞賛《しょうさん》や批判《ひはん》にも無頓着《むとんちゃく》で，つねに孤独《こどく》を選《えら》びます。

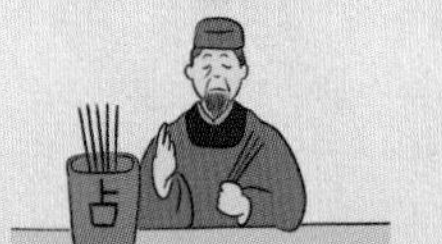

統合失調型《とうごうしっちょうがた》（失調型《しっちょうがた》）パーソナリティ障害《しょうがい》

第六感《だいろっかん》を信《しん》じる，自分《じぶん》をよぶ声《こえ》が聞《き》こえるなどの非現実的《ひげんじつてき》な考《かんが》えや知覚経験《ちかくけいけん》をもち，奇異《きい》な行動《こうどう》をおこします。

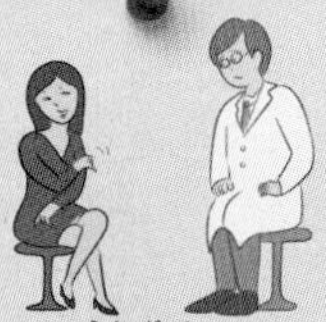

演技性《えんぎせい》パーソナリティ障害《しょうがい》

他人《たにん》からの関心《かんしん》を過剰《かじょう》に求《もと》め，演技的《えんぎてき》な行動《こうどう》や性的魅惑《せいてきみわく》を強調《きょうちょう》した行動《こうどう》をとります。求《もと》める反応《はんのう》が得《え》られないと，不機嫌《ふきげん》になります。

パーソナリティ障害《しょうがい》は大《おお》きく三《みっ》つの群《ぐん》に分《わ》けられ，各群《かくぐん》ごとに3～4分類《ぶんるい》が含《ふく》まれます（下《した》のイラスト）。

たとえば，A群《ぐん》の「猜疑性《さいぎせい》（妄想性《もうそうせい》）パーソナリティ障害《しょうがい》」では，他人《たにん》を根拠《こんきょ》もなく疑《うたが》い，はげしい不信感《ふしんかん》から対人関係《たいじんかんけい》に支障《ししょう》をきたしてしまいます。B群《ぐん》の「反社会性《はんしゃかいせい》パーソナリティ障害《しょうがい》」では，社会規範《しゃかいきはん》や他人《たにん》の感情《かんじょう》を軽視《けいし》し，他人《たにん》を害《がい》する行為《こうい》を冷酷《れいこく》に行《おこな》ってしまいます。**症状《しょうじょう》はさまざまですが，両極端《りょうきょくたん》な考《かんが》え方《かた》をすることや，過度《かど》な自己愛《じこあい》と劣等感《れっとうかん》が共存《きょうぞん》していることなどは，共通《きょうつう》しているといいます。**

「パーソナリティ」と聞《き》くと，それは生《う》まれもったものであり，修正《しゅうせい》できないように思《おも》えるかもしれませんが，治療《ちりょう》によって症状《しょうじょう》の改善《かいぜん》が期待《きたい》できます。**ここでいう「パーソナリティ」とは，治療可能《ちりょうかのう》であるという点《てん》で，私《わたし》たちがふだん使《つか》う「性格《せいかく》」や「個性《こせい》」とは意味《いみ》がことなるのです。**

C群
不安で
内向的

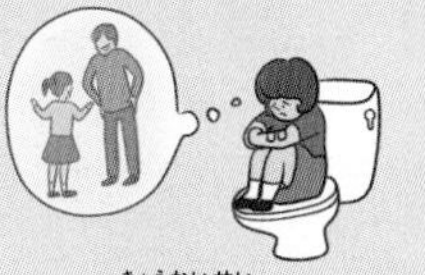

境界性《きょうかいせい》
パーソナリティ障害《しょうがい》

気分《きぶん》の変動《へんどう》がはげしく，短期間《たんきかん》で態度《たいど》が大《おお》きく変《か》わります。感情《かんじょう》や思考《しこう》の制御《せいぎょ》がうまくできず，衝動的《しょうどうてき》な自己破壊《じこはかい》などをともないます。

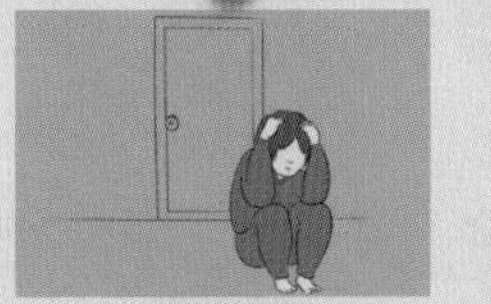

回避性《かいひせい》
パーソナリティ障害《しょうがい》

何《なに》かに失敗《しっぱい》したり否定的《ひていてき》な評価《ひょうか》を受《う》けたりして傷《きず》つくことがこわく，社会的《しゃかいてき》な交流《こうりゅう》や重要《じゅうよう》な選択《せんたく》を回避《かいひ》するように行動《こうどう》します。

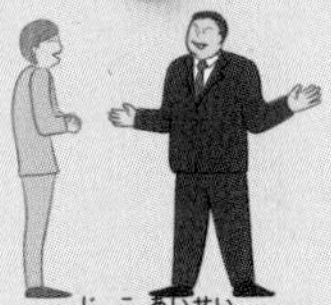

自己愛性《じこあいせい》
パーソナリティ障害《しょうがい》

自分《じぶん》は特別《とくべつ》な存在《そんざい》だ（特別《とくべつ》な存在《そんざい》でなければならない）という自己意識《じこいしき》をもちます。他者《たしゃ》に賞賛《しょうさん》を求《もと》める一方《いっぽう》で，共感能力《きょうかんのうりょく》には欠《か》けています。

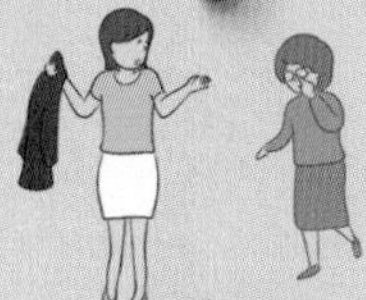

依存性《いぞんせい》
パーソナリティ障害《しょうがい》

自分一人《じぶんひとり》では何《なに》もできないという無力感《むりょくかん》をもっています。だれかに面倒《めんどう》をみてもらいたいという欲求《よっきゅう》から，他者《たしゃ》に過剰《かじょう》に依存《いぞん》します。

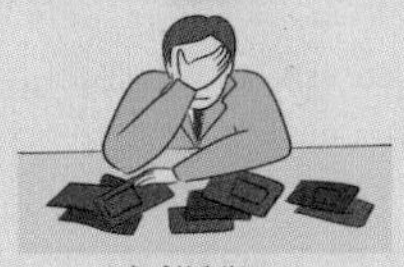

強迫性《きょうはくせい》
パーソナリティ障害《しょうがい》

秩序《ちつじょ》やルールへのこだわりが強《つよ》く，完璧主義《かんぺきしゅぎ》であることから，かえって物事《ものごと》に支障《ししょう》をきたします。生真面目《きまじめ》で融通《ゆうずう》がききません。

“悪《わる》い信念《しんねん》”が問題《もんだい》ある思考《しこう》を自動的《じどうてき》に生《う》みだす

カウンセリングで“悪《わる》い信念《しんねん》”の影響《えいきょう》を弱《よわ》める

自動思考《じどうしこう》を生《う》みだす18種類《しゅるい》の“悪《わる》い信念《しんねん》”

18種類《しゅるい》の「早期不適応《そうきふてきおう》スキーマ」を，五《いつ》つの分類《ぶんるい》とともに並《なら》べました。この分類《ぶんるい》や各《かく》スキーマの内容《ないよう》は，『スキーマ療法入門《りょうほうにゅうもん》』を参考《さんこう》にしています。

● 断絶《だんぜつ》と拒絶《きょぜつ》

「愛《あい》してもらいたい」「理解《りかい》してもらいたい」など，他者《たしゃ》とのかかわりを求《もと》める感情《かんじょう》・欲求《よっきゅう》が満《み》たされないことによって形成《けいせい》されるスキーマ群《ぐん》です。これらのスキーマをもつと，他者《たしゃ》や自己《じこ》に対《たい》する信頼感《しんらいかん》が生《う》まれず，生《い》きること自体《じたい》がつらいものになってしまいます。

- 見捨《みす》てられ／不安定《ふあんてい》スキーマ
- 不信《ふしん》／虐待《ぎゃくたい》スキーマ
- 情緒的剥奪《じょうちょてきはくだつ》スキーマ
- 社会的孤立《しゃかいてきこりつ》／疎外《そがい》スキーマ
- 欠陥《けっかん》／恥《はじ》スキーマ

● 自律性《じりつせい》と行動《こうどう》の損傷《そんしょう》

「しっかりした人間《にんげん》になりたい」「できる人間《にんげん》になりたい」など，自律性《じりつせい》や有能性《ゆうのうせい》を求《もと》める感情《かんじょう》・欲求《よっきゅう》が満《み》たされないことによって形成《けいせい》されるスキーマ群《ぐん》です。これらのスキーマをもつと，自信《じしん》をもち，能動的《のうどうてき》に生《い》きることがむずかしくなってしまいます。

- 依存《いぞん》／無能《むのう》スキーマ
- 損害《そんがい》や疾病《しっぺい》に対《たい》する脆弱性《ぜいじゃくせい》スキーマ
- 巻《ま》きこまれ／未発達《みはったつ》の自己《じこ》スキーマ
- 失敗《しっぱい》スキーマ

パーソナリティ障害《しょうがい》の治療《ちりょう》では，「精神療法《せいしんりょうほう》」が主《おも》に行《おこな》われます。**精神療法《せいしんりょうほう》とは，対話《たいわ》や訓練《くんれん》などによって，患者《かんじゃ》に自己《じこ》の問題《もんだい》を理解《りかい》してもらい，行動《こうどう》の変化《へんか》や苦痛《くつう》の軽《けい》減《げん》をめざす治療法《ちりょうほう》です。**

通常《つうじょう》の精神療法《せいしんりょうほう》で改善《かいぜん》がみられない場合《ばあい》には，「スキーマ療法《りょうほう》」を用《もち》いるという選択肢《せんたくし》もあります。「スキーマ」とは，認知《にんち》の根底《こんてい》にある信《しん》念《ねん》のことです。たとえば，何《なに》をやっても失敗《しっぱい》するだろうという「失敗《しっぱい》スキーマ」がある人《ひと》は，大事《だいじ》な仕事《しごと》を前《まえ》にして，まじめに取《と》り組《く》んでも意《い》味《み》がないなと自動的《じどうてき》に思《おも》ってしまいます。失敗《しっぱい》スキーマは，幼少期《ようしょうき》に形《けい》成《せい》されうる，18種類《しゅるい》の「早期不適応《そうきふてきおう》スキーマ」の一《ひと》つです。

スキーマ療法《りょうほう》では，カウンセリングによって患者《かんじゃ》の早期不適応《そうきふてきおう》スキーマを自覚《じかく》させ，その影響力《えいきょうりょく》を弱《よわ》めたり，自動思考《じどうしこう》に流《なが》されない方法《ほうほう》を考《かんが》えたりすることで，苦痛《くつう》を解消《かいしょう》していきます。

他者《たしゃ》への追従《ついじゅう》

「自分《じぶん》の感情《かんじょう》を自由《じゆう》に表現《ひょうげん》したい」「自分《じぶん》のやりたいことを要求《ようきゅう》したい」など，自由《じゆう》を求《もと》める感情《かんじょう》・欲求《よっきゅう》が満《み》たされないことによって形成《けいせい》されるスキーマ群《ぐん》です。これらのスキーマをもつと，自己《じこ》の欲求《よっきゅう》よりも他者《たしゃ》を優先《ゆうせん》する生《い》き方《かた》になってしまいます。

- 服従《ふくじゅう》スキーマ
- 自己犠牲《じこぎせい》スキーマ
- 評価《ひょうか》と承認《しょうにん》の希求《ききゅう》スキーマ

過剰警戒《かじょうけいかい》と抑制《よくせい》

「のびのびと動《うご》きたい」「楽《たの》しく遊《あそ》びたい」など，自発性《じはつせい》と遊《あそ》びにかかわる感情《かんじょう》・欲求《よっきゅう》が満《み》たされないことによって形成《けいせい》されるスキーマ群《ぐん》です。これらのスキーマをもつと，物事《ものごと》を悲観《ひかん》し，悪《わる》いことがおきないようにつねに警戒《けいかい》するような生《い》き方《かた》になってしまいます。

- 否定《ひてい》／悲観《ひかん》スキーマ
- 厳密《げんみつ》な基準《きじゅん》／過度《かど》の批判《ひはん》スキーマ
- 感情抑制《かんじょうよくせい》スキーマ
- 罰《ばつ》スキーマ

制約《せいやく》の欠如《けつじょ》

「つらくてもなしとげたい」「自分《じぶん》を制御《せいぎょ》できる人間《にんげん》になりたい」など，自己制御《じこせいぎょ》にかかわる感情《かんじょう》・欲求《よっきゅう》が満《み》たされないことによって形成《けいせい》されるスキーマ群《ぐん》です。これらのスキーマをもつと，がまんのできない人《ひと》になってしまいます。

- 権利欲求《けんりよっきゅう》／尊大《そんだい》スキーマ
- 自制《じせい》と自律《じりつ》の欠如《けつじょ》スキーマ

Column

コーヒーブレーク

精神《せいしん》の“正常《せいじょう》”と“異常《いじょう》”は線引《せんび》きできるのか？

けがや病気《びょうき》をしたとき，私《わたし》たちはそれが「異常《いじょう》な状態《じょうたい》」であると判断《はんだん》できます。そして，治《ち》療《りょう》を行《おこな》い，けがや病気《びょうき》がなおった段階《だんかい》で，「正常《せいじょう》」にもどったと考《かんが》えられます。

しかし精神疾患《せいしんしっかん》においては，「正常《せいじょう》な状態《じょうたい》」と「異常《いじょう》な状態《じょうたい》」を明確《めいかく》に区別《くべつ》するのが困難《こんなん》です。たとえば，うつ病《びょう》の場合《ばあい》，診断基準《しんだんきじゅん》はあるものの，たんなる憂《ゆう》うつの状態《じょうたい》と軽度《けいど》のうつ病《びょう》は連続《れんぞく》していると考《かんが》えられており，それらを明確《めいかく》に線引《せんび》きするような基準《きじゅん》が存《そん》在《ざい》するわけではありません。「ここから先《さき》は“異常《いじょう》”である」というような，はっきりとした区別《くべつ》はできないのです。

また，そもそも精神疾患《せいしんしっかん》を“異《い》常《じょう》な状態《じょうたい》”ととらえること自体《じたい》が，適切《てきせつ》ではないとする意見《いけん》もあります。「精神疾患《せいしんしっかん》は異常《いじょう》であり，正《せい》常《じょう》にもどすために治療《ちりょう》を行《おこな》う」というとらえ方《かた》をしてしまうと，「自分《じぶん》はダメな人間《にんげん》だ」「あの人《ひと》は普通《ふつう》ではない」というふうに，自《じ》分自身《ぶんじしん》や患者《かんじゃ》に対《たい》する偏見《へんけん》や差別《さべつ》が増長《ぞうちょう》される危険《きけん》があるのです。

そのため，精神疾患《せいしんしっかん》を「苦痛《くつう》があるかどうか」を基準《きじゅん》にして考《かんが》えることが大切《たいせつ》だといいます。たとえばパーソナリティ障害《しょうがい》は，「本《ほん》人《にん》や周囲《しゅうい》の人《ひと》が苦痛《くつう》を感《かん》じている場合《ばあい》」に疾患《しっかん》だと診断《しんだん》され，治療《ちりょう》が行《おこな》われます。その人《ひと》の考《かんが》え方《かた》や行動《こうどう》がたとえ平均《へいきん》からいちじるしくはなれていたとしても，それが「異常《いじょう》である」から診断《しんだん》や治療《ちりょう》を行《おこな》うのではなく，「苦痛《くつう》をともなう」から診断《しんだん》や治療《ちりょう》を行《おこな》うと考《かんが》えるのです。特性《とくせい》や個性《こせい》だととらえられる発達障害《はったつしょうがい》や性同一性障害《せいどういつせいしょうがい》でも，患者《かんじゃ》の苦痛《くつう》をやわらげることを目的《もくてき》として治療《ちりょう》が行《おこな》われることがあります。

何《なん》らかの精神疾患《せいしんしっかん》に悩《なや》んでいる人《ひと》の根本《こんぽん》には，つねに苦痛《くつう》が存在《そんざい》しています。自分自身《じぶんじしん》や周囲《しゅうい》の人《ひと》が抱《かか》える苦痛《くつう》に注目《ちゅうもく》してみることで，精神疾患《せいしんしっかん》に対《たい》する理解《りかい》は，より深《ふか》まるでしょう。

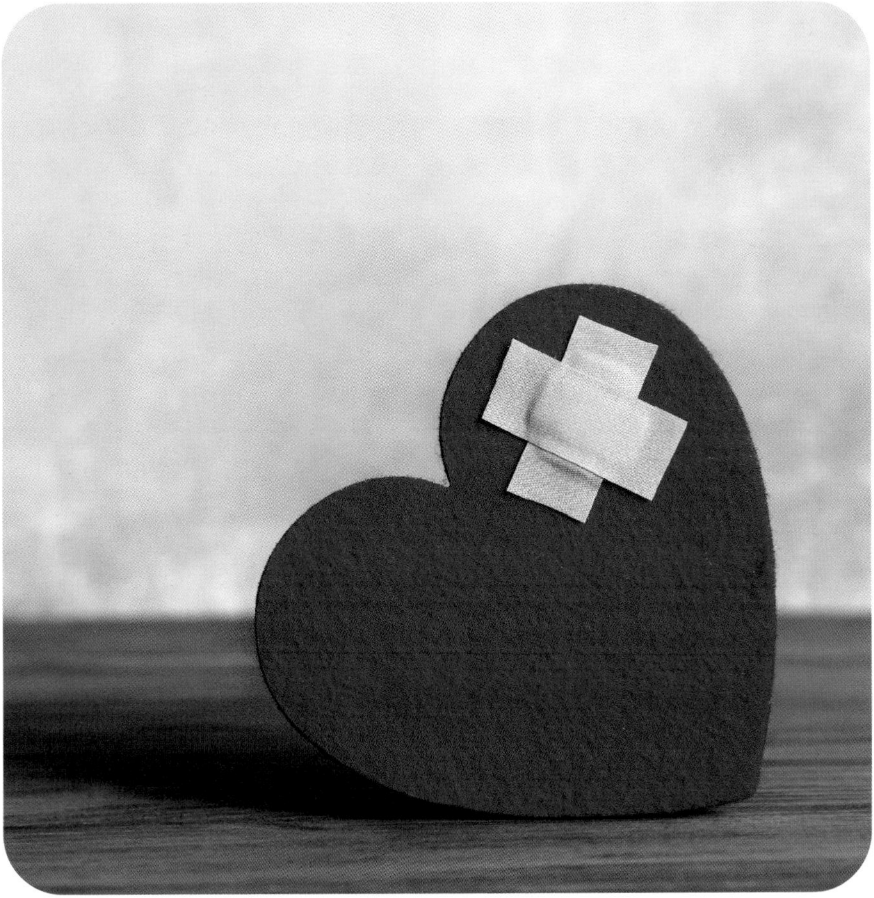

「認知症《にんちしょう》」には さまざまな種類《しゅるい》がある

中《なか》でもアルツハイマー型《がた》が約《やく》70%を占《し》める

厚生労働省《こうせいろうどうしょう》の調査《ちょうさ》によると，2012年《ねん》時点《じてん》で65歳以上《さいいじょう》の7人《にん》に一人《ひとり》が認知症《にんちしょう》であると推計《すいけい》されました。高齢者《こうれいしゃ》に占《し》める認知症《にんちしょう》の人《ひと》の割合《わりあい》は増加傾向《ぞうかけいこう》にあり，2025年《ねん》には65歳以上《さいいじょう》の5人《にん》に一人《ひとり》が認知症《にんちしょう》を発症《はっしょう》すると予想《よそう》されています。

実《じつ》は認知症《にんちしょう》は70種類以上《しゅるいいじょう》もあり，その中《なか》でも「アルツハイマー型認知《がたにんち》症《しょう》」「血管性認知症《けっかんせいにんちしょう》」「レビー小体型《しょうたいがた》認知症《にんちしょう》」が90%を占《し》めています。最《もっと》も多《おお》いのは67.6%を占《し》めるアルツハイマー型認知症《がたにんちしょう》です。

認知症《にんちしょう》では，脳《のう》の障害《しょうがい》によって「中核症状《ちゅうかくしょうじょう》」があらわれ，それにともなって「周辺症状《しゅうへんしょうじょう》」があらわれます（イラスト中央《ちゅうおう》）。妄想《もうそう》や暴言《ぼうげん》といった周辺症状《しゅうへんしょうじょう》は，介護者《かいごしゃ》との関係悪《かんけいあっ》化《か》につながりやすく，症状《しょうじょう》をおさえる治療《ちりょう》がとくに必要《ひつよう》とされます。

なお，何《なに》かを忘《わす》れてしまったという自覚《じかく》がある場合《ばあい》は，老化《ろうか》による物《もの》忘《わす》れだと考《かんが》えられます。認知症《にんちしょう》による記憶障害《きおくしょうがい》は，忘《わす》れたこと自体《じたい》も忘《わす》れて，自覚《じかく》できないのです。

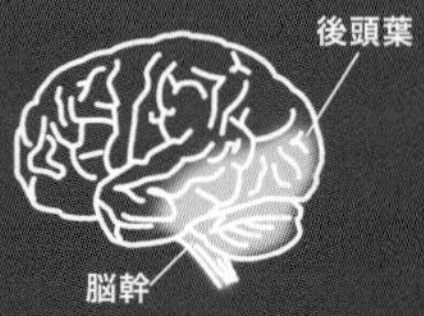

レビー小体型認知症《しょうたいがたにんちしょう》

レビー小体《しょうたい》というかたまりが，後頭葉《こうとうよう》などの大脳皮質《だいのうひしつ》や脳幹《のうかん》に出現《しゅつげん》し，幻視《げんし》や運動障害《うんどうしょうがい》などの症状《しょうじょう》があらわれます。同様《どうよう》の運動障害《うんどうしょうがい》がおきる「パーキンソン病《びょう》」とレビー小体型認知症《しょうたいがたにんちしょう》は，認《にん》知障害《ちしょうがい》の有無《うむ》によって区別《くべつ》される連続《れんぞく》した病気《びょうき》だと考《かんが》えられています。うつ状態《じょうたい》も特徴的《とくちょうてき》で，うつ病《びょう》とまちがわれることもあります。

血管性認知症《けっかんせいにんちしょう》

脳《のう》の血管障害《けっかんしょうがい》が原因《げんいん》でおきる認知症《にんちしょう》です。多《おお》くは脳《のう》の血管《けっかん》がつまる「脳梗塞《のうこうそく》」が原因《げんいん》で，はじめは細《ほそ》い血管《けっかん》で多数《たすう》の梗塞《こうそく》がおきていて自覚症状《じかくしょうじょう》があらわれません。時間《じかん》が経過《けいか》するとともに症状《しょうじょう》があらわれはじめますが，梗塞《こうそく》がおきた脳《のう》の部位《ぶい》によって症状《しょうじょう》はことなります。とくに梗塞《こうそく》がおきやすいのは「大脳《だいのう》基底核《きていかく》」です。一般的《いっぱんてき》には，手足《てあし》のしびれや感情《かんじょう》の制御障害《せいぎょしょうがい》，記憶力《きおくりょく》は残《のこ》っているものの判断力《はんだんりょく》だけが低下《ていか》する「まだら認知症《にんちしょう》」などの症状《しょうじょう》があらわれます。

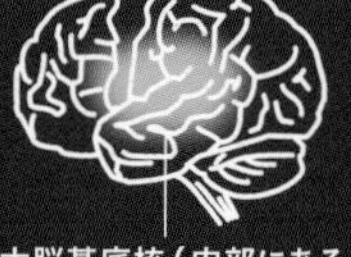

三《みっ》つの認知症《にんちしょう》の原因《げんいん》と症状《しょうじょう》

2013年《ねん》の調査《ちょうさ》で多《おお》いと報告《ほうこく》された三《みっ》つの認知症《にんちしょう》の特徴《とくちょう》をまとめました。脳《のう》のイラストの黄色《きいろ》い領域《りょういき》はそれぞれの認知症《にんちしょう》で萎《い》縮《しゅく》がおきる主《おも》な部位《ぶい》を示《しめ》しています。イラストの中央《ちゅうおう》には認知《にんち》症全般《しょうぜんぱん》の症状《しょうじょう》を列挙《れっきょ》しました。

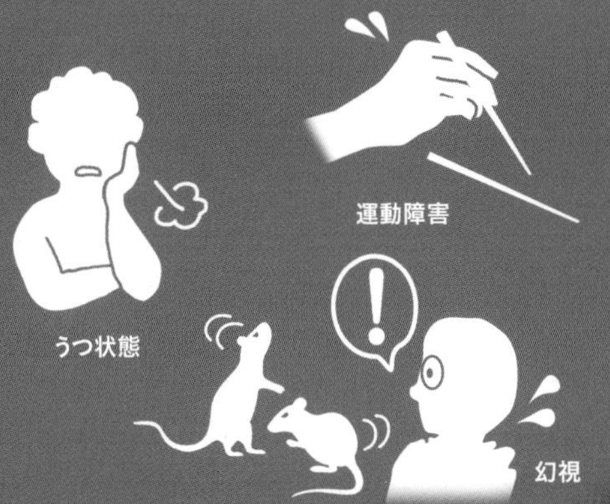

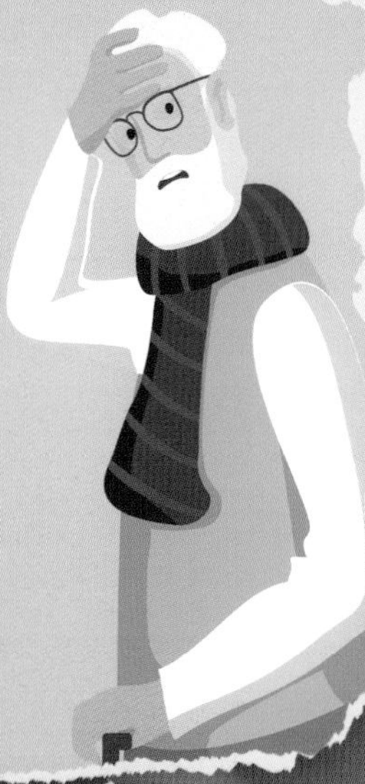

中核症状
- 記憶障害
- 日時や場所の把握の障害
- 計画的な実行の障害
- 認知，行動，言語の障害
- 判断力障害
- 性格の変化

周辺症状
- うつ
- 不安や焦燥
- 妄想
- 徘徊や多動
- 暴言や暴力
- 食行動や性行動の異常
など

アルツハイマー型《がた》認知症《にんちしょう》

脳《のう》にタンパク質《しつ》の“ゴミ”が蓄積《ちくせき》し，記憶《きおく》をつかさどる海馬《かいば》や側頭葉《そくとうよう》から萎縮《いしゅく》がはじまり，頭頂葉《とうちょうよう》にも萎縮《いしゅく》が広《ひろ》がります。必《かなら》ずではありませんが記憶障害《きおくしょうがい》が主《おも》な症状《しょうじょう》としてあらわれます。物忘《ものわす》れや物盗《ものと》られ妄想《もうそう》，徘徊《はいかい》などが特徴的《とくちょうてき》です。

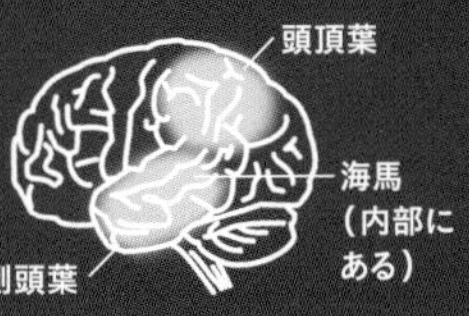

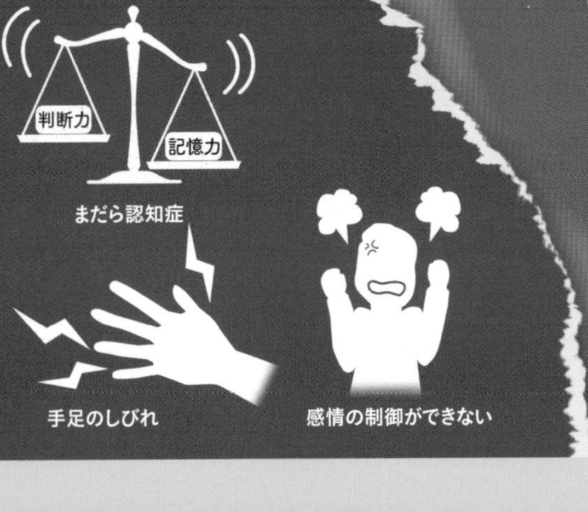

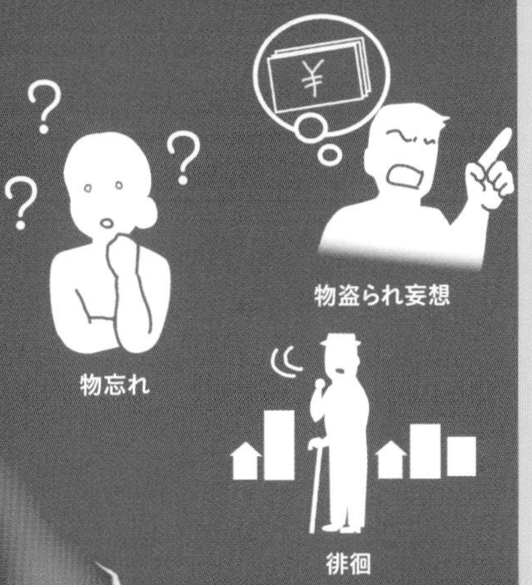

アルツハイマー型認知症《がたにんちしょう》の原因《げんいん》は脳《のう》にたまった“ゴミ”

蓄積《ちくせき》された“ゴミ”が神経細胞《しんけいさいぼう》の死《し》をもたらす

アルツハイマー型認知症《がたにんちしょう》では，「アミロイドβ《ベータ》」や「タウタンパク」といったタンパク質《しつ》の“ゴミ”が脳内《のうない》にたまることで神経細胞《しんけいさいぼう》（ニューロン）が死滅《しめつ》し，記憶《きおく》をつかさどる「海馬《かいば》」を中心《ちゅうしん》に脳《のう》が萎縮《いしゅく》します。

アミロイドβ《ベータ》は，ニューロンの細《さい》胞膜《ぼうまく》にある「アミロイドβ前《ベータぜん》駆体《くたい》タンパク質《しつ》（APP）」からつくられます。アミロイドβ《ベータ》は凝集《ぎょうしゅう》して「老人斑《ろうじんはん》」というかたまりになります。アミロイドβ《ベータ》の蓄積《ちくせき》が進《すす》むと情報伝達《じょうほうでんたつ》などに支障《ししょう》があらわれ，最終的《さいしゅうてき》にはニューロンの死《し》をもたらします。

一方《いっぽう》，タウはニューロンの栄養物《えいようぶつ》質《しつ》を運《はこ》ぶ「微小管《びしょうかん》」にかかわります。アミロイドβ《ベータ》の蓄積《ちくせき》が進《すす》むとタウは微小管《びしょうかん》からはなれていき，栄養《えいよう》が行《い》きわたらなくなったニューロンは，死《し》に至《いた》ります。

こうしたニューロンの死《し》や，はたらきが悪《わる》くなることで，記憶力《きおくりょく》や行《こう》動能力《どうのうりょく》などが失《うしな》われ，日常生活《にちじょうせいかつ》に支《し》障《しょう》をきたす状態《じょうたい》になります。

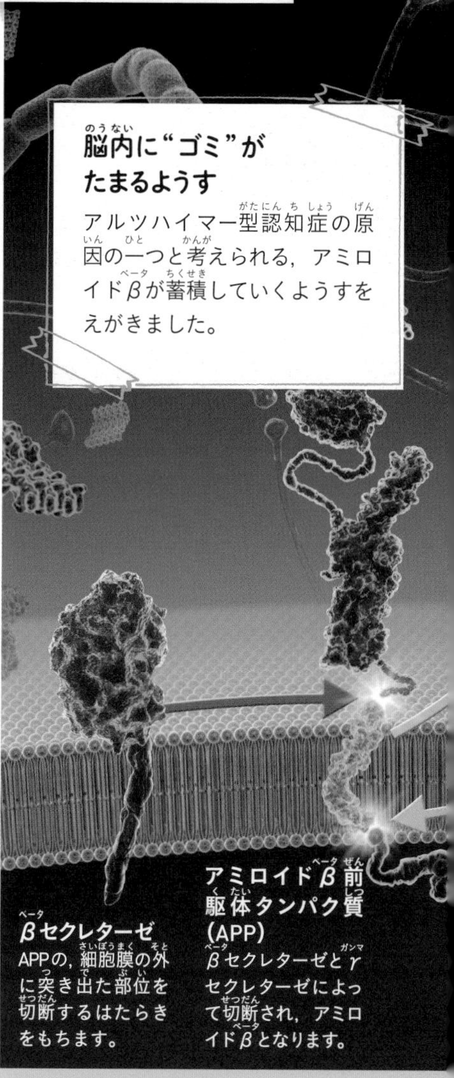

脳内《のうない》に“ゴミ”がたまるようす

アルツハイマー型認知症《がたにんちしょう》の原《げん》因《いん》の一《ひと》つと考《かんが》えられる，アミロイドβ《ベータ》が蓄積《ちくせき》していくようすをえがきました。

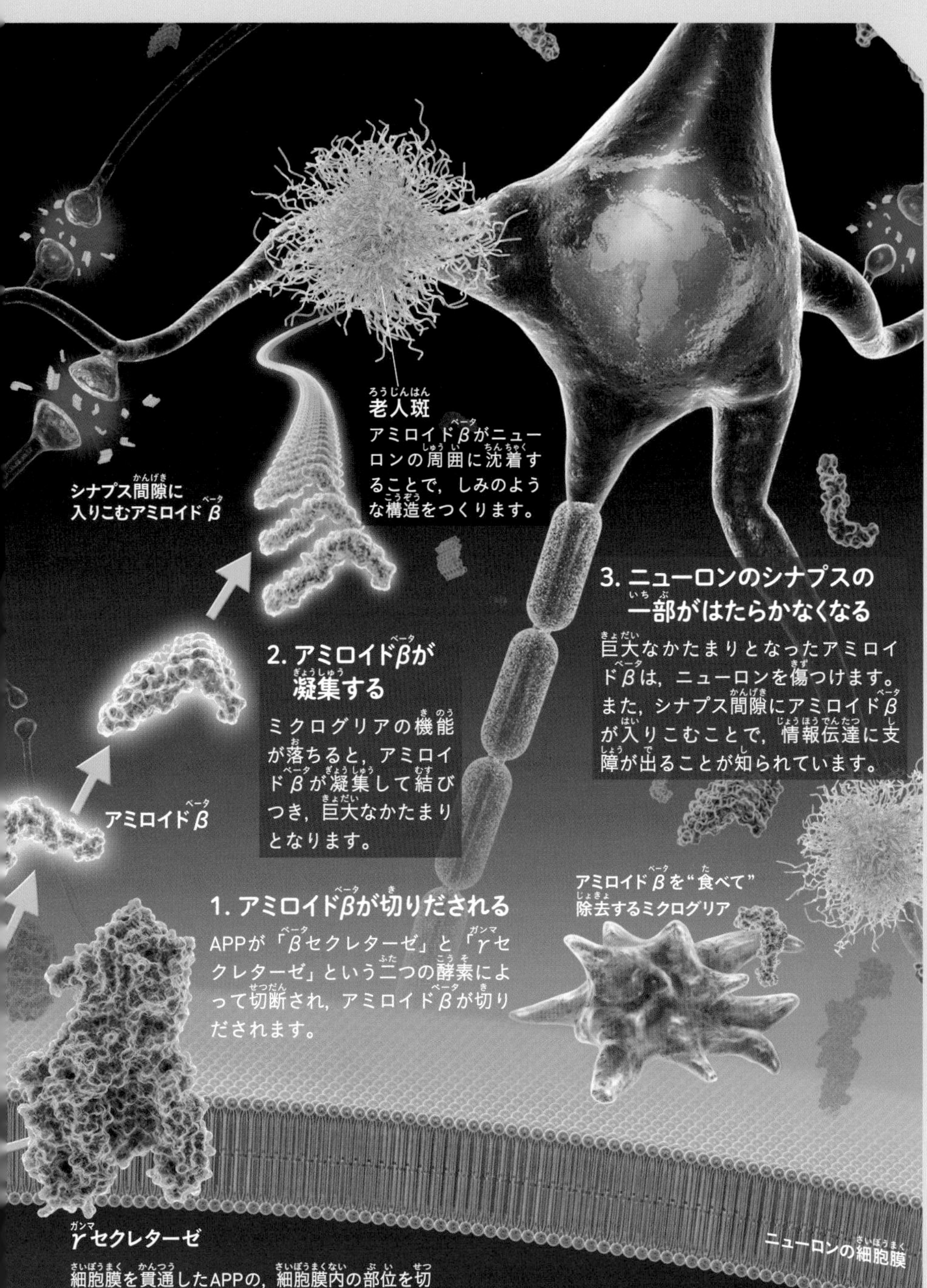

γ《ガンマ》セクレターゼ

細胞膜《さいぼうまく》を貫通《かんつう》したAPPの，細胞膜内《さいぼうまくない》の部位《ぶい》を切断《せつだん》するはたらきをもちます。

βセクレターゼの構造はPDB ID: 1SGZ（Hong, L. et al. Biochemistry, 2004），APPの構造は1MWP（Rossjohn, J. et al. Nat.Struct.Biol., 1999），アミロイドβの構造はPDB ID：1IYT（Crescenzi, O. et al. Eur.J.Biochem., 2002），γセクレターゼの構造はPDB ID：5FN2（Bai, X.C. et al. Elife, 2015）をもとにそれぞれ作成。

認知症《にんちしょう》は, 早期《そうき》の治療開始《ちりょうかいし》が重要《じゅうよう》

認知症《にんちしょう》の前段階《ぜんだんかい》で薬《くすり》を処方《しょほう》するケースがふえている

認《にん》知症《ちしょう》の症状《しょうじょう》は, しだいに悪化《あっか》していきます。たとえばアルツハイマー型認知症《がたにんちしょう》では, はじめは物忘《ものわす》れ程度《ていど》だった記憶障《きおくしょう》害《がい》がだんだんと重症化《じゅうしょうか》していくとともに, 認識《にんしき》の障害《しょうがい》, 徘徊《はいかい》, 不《ふ》潔行為《けつこうい》(便《べん》をさわる)などさまざまな症状《しょうじょう》があらわれ, 発症《はっしょう》から平《へい》均《きん》して8年《ねん》で死《し》に至《いた》ります。

現在《げんざい》では, ごく一部《いちぶ》の例外《れいがい》をのぞき, 認知症《にんちしょう》を根本《こんぽん》から治療《ちりょう》したり, 進行《しんこう》を完全《かんぜん》に止《と》めたりする治《ち》療法《りょうほう》はみつかっていません。認知《にんち》症《しょう》の薬物療法《やくぶつりょうほう》は, 薬《くすり》によって症状《しょうじょう》をおさえ, 進行《しんこう》をゆるやかにするために用《もち》いられています。

記憶障害《きおくしょうがい》などの中核症状《ちゅうかくしょうじょう》には「認知機能改善薬《にんちきのうかいぜんやく》」を, うつや徘徊《はいかい》といった周辺症状《しゅうへんしょうじょう》には「向精神《こうせいしん》薬《やく》」を, 症状《しょうじょう》に合《あ》わせて選択《せんたく》するのが一般的《いっぱんてき》です。ただし, 副作用《ふくさよう》があらわれることも多《おお》いため, 困《こま》っている症状《しょうじょう》や患者《かんじゃ》の生活《せいかつ》スタイルを医師《いし》に伝《つた》えて, 薬《くすり》を使用《しよう》するべきかどうか, あるいはどんな薬《くすり》を処方《しょほう》してもらうべきかを, 相談《そうだん》するとよいでしょう。

また近年《きんねん》, 認知症《にんちしょう》は早期《そうき》の治療《ちりょう》開始《かいし》が重要《じゅうよう》だとされています。認《にん》知症《ちしょう》を発症《はっしょう》する前《まえ》, 軽《かる》い記憶障害《きおくしょうがい》のみがみられる「軽度認知障害《けいどにんちしょうがい》(Mild Cognitive Impairment: MCI)」の段階《だんかい》で, 認知機能改善薬《にんちきのうかいぜんやく》が処方《しょほう》される場合《ばあい》がふえています。

認知症《にんちしょう》を予防《よぼう》するには?

認知症《にんちしょう》の予防《よぼう》としては, 適度《てきど》な運動《うんどう》, バランスのよい食事《しょくじ》, 質《しつ》の高《たか》い睡眠《すいみん》, 計算《けいさん》などを行《おこな》う「認知《にんち》トレーニング」が主《おも》にあげられます。

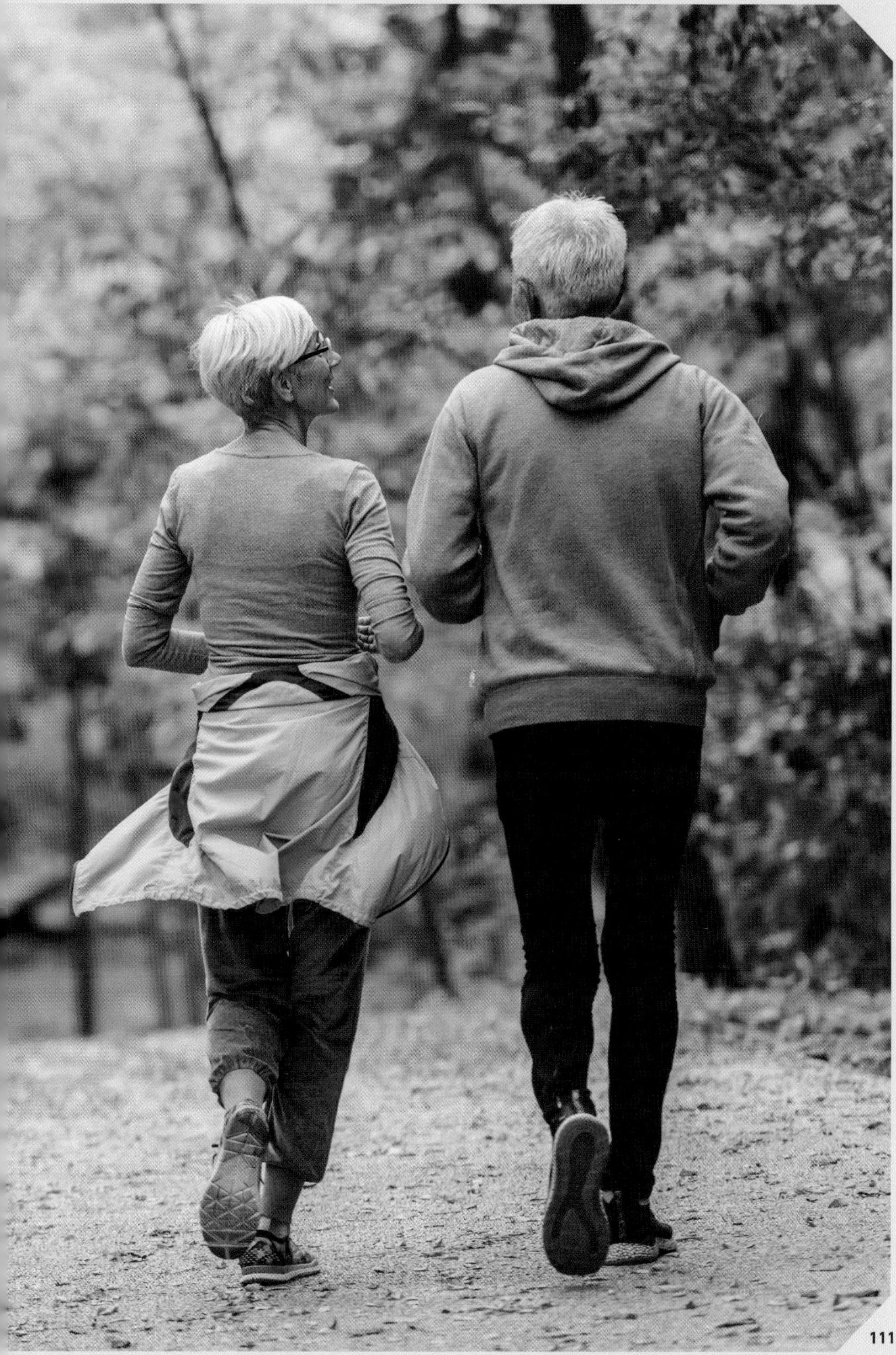

心の病はたくさんある

介護者《かいごしゃ》のストレスケアも行《おこな》われている

介護者《かいごしゃ》に心理教育《しんりきょういく》を行《おこな》いストレスを軽減《けいげん》する

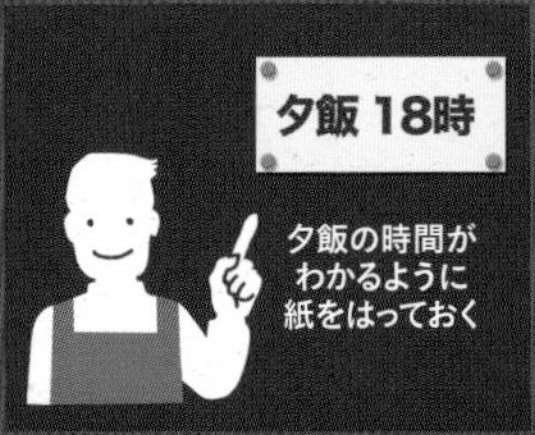

困《こま》った行動《こうどう》がおきる状況《じょうきょう》を分析《ぶんせき》する

たとえば，夕飯《ゆうはん》の時間《じかん》を何度《なんど》も聞《き》いてくる場合《ばあい》，知《し》らないという「不安《ふあん》」がきっかけになっていると考《かんが》えられます。このように，周囲《しゅうい》の環境《かんきょう》や介《かい》護者《ごしゃ》の言動《げんどう》がきっかけとなって問題行動《もんだいこうどう》が引《ひ》きおこされることがあります。そのきっかけの対策《たいさく》を考《かんが》えることで（夕《ゆう》飯《はん》の時間《じかん》を書《か》いた紙《かみ》をはるなど），問題行動《もんだいこうどう》をおさえ，ストレスのもとを減《へ》らします。

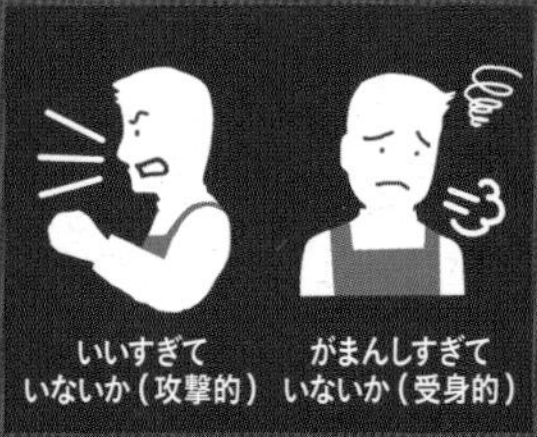

コミュニケーションの方法《ほうほう》を見《み》なおす

認知症《にんちしょう》の人《ひと》とのコミュニケーションは，患者側《かんじゃがわ》に変化《へんか》を求《もと》めるのはむずかしく，介護《かいご》者側《しゃがわ》のくふうが必要《ひつよう》です。患《かん》者《じゃ》に何《なに》かをお願《ねが》いするときなど，ふだんどのようなコミュニケーションを行《おこな》っているのかを考《かんが》え，見《み》なおします。とくに「いいすぎ」や「がまんしすぎ」はおちいりがちな誤《あやま》ったコミュニケーションの例《れい》です。

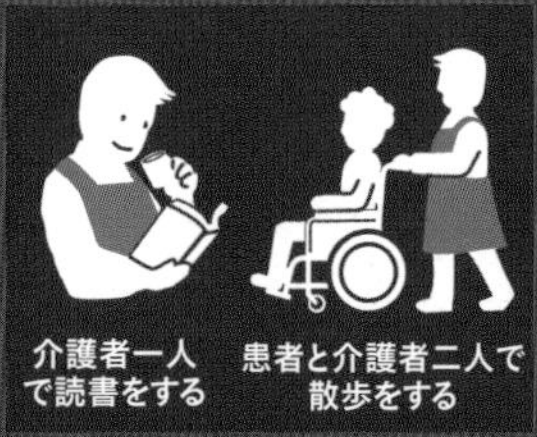

自分《じぶん》が楽《たの》しめることや二人《ふたり》で楽《たの》しめることを考《かんが》える

介護《かいご》につきっきりになってしまうと，ストレス解消《かいしょう》がうまくできなくなってしまいます。そこで，読書《どくしょ》など自分《じぶん》一人《ひとり》の時間《じかん》をつくって楽《たの》しめることや，散歩《さんぽ》など介護者《かいごしゃ》と二人《ふたり》で楽《たの》しめることを行《おこな》います。こういったささいなことで，介護《かいご》のストレスが軽《けい》減《げん》されるケースは数多《かずおお》くあります。

前《ぜん》ページでのべたように，適度《てきど》な運動《うんどう》，バランスのよい食事《しょくじ》，質《しつ》の高《たか》い睡眠《すいみん》，計算《けいさん》などを行《おこな》う「認《にん》知《ち》トレーニング」は，認知症《にんちしょう》の予防《よぼう》に効果《こうか》があるとされています。**しかし，確実《かくじつ》に予防《よぼう》できるものではありません。**予防《よぼう》にまじめに取《と》り組《く》んでいた分《ぶん》，認知症《にんちしょう》の診断時《しんだんじ》に強《つよ》いショックを受《う》ける人《ひと》も多《おお》いため，**健康的《けんこうてき》な生活《せいかつ》を心《こころ》がけつつも，予防《よぼう》ができるとは限《かぎ》らないという考《かんが》えでいるのがよいとされます。**

認知症介護《にんちしょうかいご》では，何度《なんど》も同《おな》じことを聞《き》かれていらだったり，親《おや》が別人《べつじん》のように変《か》わっていくようすに耐《た》えられなかったりと，多大《ただい》なストレスをともなう場合《ばあい》があります。介護者《かいごしゃ》がうつ病《びょう》を発症《はっしょう》してしまう場合《ばあい》も少《すく》なくありません。

介護者《かいごしゃ》のストレスケアの取《と》り組《く》みとして一般的《いっぱんてき》なのは，介護者《かいごしゃ》どうしが悩《なや》みを共有《きょうゆう》する「グループワーク」です。また，介護者《かいごしゃ》に認知行動《にんちこうどう》療法《りょうほう》を行《おこな》い，認知症《にんちしょう》の人《ひと》とのかかわり方《かた》を学《まな》び，ストレスを軽減《けいげん》する試《こころ》みも行《おこな》われています（左下《ひだりした》）。

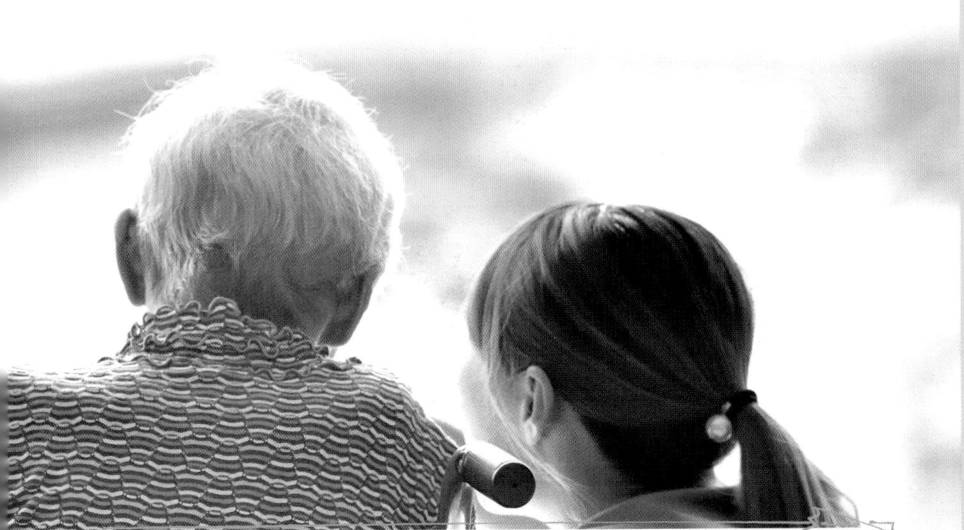

介護《かいご》ストレスを軽減《けいげん》するプログラム「START」

介護者《かいごしゃ》とカウンセラーが1対《たい》1で行《おこな》う，介護《かいご》ストレス軽減《けいげん》プログラム「START (strategies for relatives)」は，イギリスで効果《こうか》が実証《じっしょう》され，日本《にほん》にも導入《どうにゅう》されつつあります。STARTでは，全《ぜん》8回《かい》で介護者《かいごしゃ》の心理教育《しんりきょういく》を行《おこな》います。ここでは，STARTで取《と》り組《く》む内容《ないよう》の中《なか》でもとくに重要《じゅうよう》な三《みっ》つの項目《こうもく》について紹介《しょうかい》します。このほかにも，リラックスするための呼吸法《こきゅうほう》の訓練《くんれん》などを行《おこな》います。

その他《た》の精神疾患《せいしんしっかん》①

心《こころ》の病《やまい》は 数《かず》多《おお》く存在《そんざい》する

DSM-5には，500以上《いじょう》もの精神疾患《せいしんしっかん》が記載《きさい》されている

心《こころ》の病《やまい》は，ほかにも数多《かずおお》く存在《そんざい》します。**医師《いし》のための診断《しんだん》マニュアルであるDSM-5には500以《い》上《じょう》の精神疾患《せいしんしっかん》が記載《きさい》されており，それらが20の項目《こうもく》に分類《ぶんるい》されています。**この本《ほん》で紹介《しょうかい》したものは，ほんの一部《いちぶ》にすぎないのです。

ここから4ページわたり，紹介《しょうかい》しきれなかった病気《びょうき》や障害《しょうがい》の特徴《とくちょう》や原因《げんいん》，治療法《ちりょうほう》などを簡単《かんたん》に記載《きさい》します。これらの分類《ぶんるい》は，DSM-5にもとづいています。

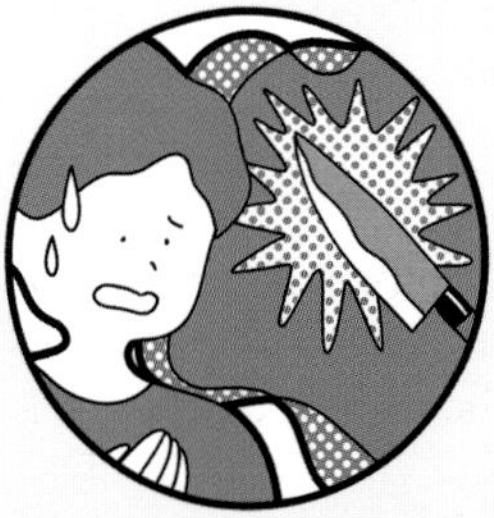

心的外傷《しんてきがいしょう》およびストレス因関連障害群《いんかんれんしょうがいぐん》

生死《せいし》にかかわる恐怖《きょうふ》などを体験《たいけん》して「心的外傷《しんてきがいしょう》（トラウマ）」を負《お》うことや，強《つよ》いストレスにさらされることによって発症《はっしょう》する障害群《しょうがいぐん》です。

トラウマのもととなったできごとが目《め》の前《まえ》でもう一度《いちど》おきているように感《かん》じたり（フラッシュバック），悪夢《あくむ》をみたりする「PTSD（心的《しんてき》外傷後《がいしょうご》ストレス障害《しょうがい》）」や，環境《かんきょう》の変化《へんか》などのストレスが原因《げんいん》で抑《よく》うつや不安《ふあん》を感《かん》じる「適応障害《てきおうしょうがい》」などがあります。

PTSDの治療法《ちりょうほう》には，専門医《せんもんい》の指導《しどう》のもとでトラウマをあえて思《おも》いだす「持続《じぞく》エクスポージャー法《ほう》」や，PTSDからの回復《かいふく》をさまたげるような認知《にんち》を発見《はっけん》して治療《ちりょう》する「認知処理療法《にんちしょりりょうほう》」があります。

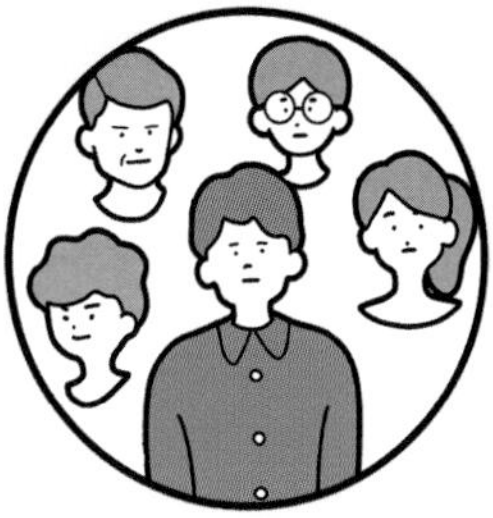

解離性障害群《かいりせいしょうがいぐん》

解離性障害群《かいりせいしょうがいぐん》とは，大《おお》ざっぱにいえば，「自分《じぶん》は自分《じぶん》である」という感覚《かんかく》が失《うしな》われる障害群《しょうがいぐん》です。自分《じぶん》の中《なか》にいくつもの人格《じんかく》があらわれる「解離性《かいりせい》同一性障害《どういつせいしょうがい》（いわゆる多重人格《たじゅうじんかく》）」や，アルコールなどの影響《えいきょう》ではないのに，あるできごとの記憶《きおく》が抜《ぬ》け落《お》ちる「解離性健忘《かいりせいけんぼう》」などがあります。

原因《げんいん》にはトラウマやストレスが関係《かんけい》しているといわれ，つらい体験《たいけん》による精神的《せいしんてき》ダメージをさけるために，精神《せいしん》の一部《いちぶ》の機能《きのう》が停止《ていし》していると説《せつ》明《めい》されます。解離性障害《かいりせいしょうがい》の諸症状《しょしょうじょう》は周囲《しゅうい》から理解《りかい》されにくく，演技《えんぎ》をしているのではないかと疑《うたが》われてしまう場合《ばあい》もあるため，治療《ちりょう》の際《さい》には患者《かんじゃ》や家族《かぞく》への心理教育《しんりきょういく》（病気《びょうき》に対《たい》する正確《せいかく》な知識《ちしき》や情報《じょうほう》を伝《つた》え，病気《びょうき》に対《たい》処《しょ》する方法《ほうほう》を教《おし》えること）が行《おこな》われます。

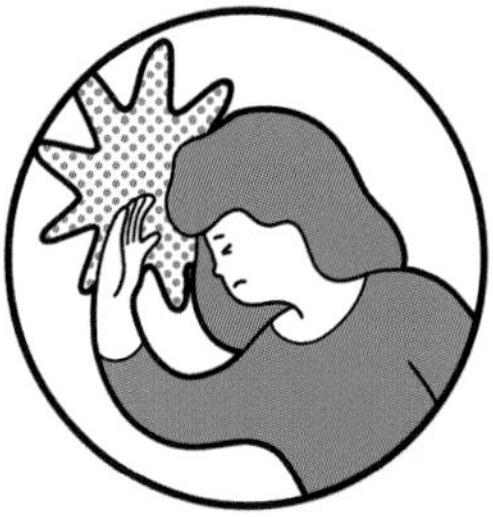

身体症状症《しんたいしょうじょうしょう》および関連症群《かんれんしょうぐん》

身体的《しんたいてき》には大《おお》きな異常《いじょう》がないにもかかわらず，ストレスなどの心理的《しんりてき》な原因《げんいん》により，慢性的《まんせいてき》に体調不良《たいちょうふりょう》や痛《いた》み（疼痛《とうつう》）を感《かん》じるのが「身体《しんたい》症状症《しょうじょうしょう》」です。

ほかにも，視力障害《しりょくしょうがい》や聴力障害《ちょうりょくしょうがい》がおきる「転換性障害《てんかんせいしょうがい》」や，検査《けんさ》しても異常《いじょう》がないのに「自分《じぶん》は重《おも》い病気《びょうき》なのではないか」という気持《きも》ちにとらわれて何回《なんかい》も病院《びょういん》を受診《じゅしん》したりする「病気不安症《びょうきふあんしょう》」もこの分類《ぶんるい》に含《ふく》まれます。

この病気《びょうき》の患者《かんじゃ》は身体的《しんたいてき》な病気《びょうき》にかかっていると信《しん》じているため，精神《せいしん》科《か》の受診《じゅしん》に積極的《せっきょくてき》ではない場合《ばあい》が少《すく》なくありません。そのため，治療《ちりょう》の際《さい》には，まず医師《いし》との信頼関係《しんらいかんけい》を築《きず》くのが重要《じゅうよう》です。治療《ちりょう》では，薬物療法《やくぶつりょうほう》に加《くわ》え，認知行動療法《にんちこうどうりょうほう》，心理教育《しんりきょういく》などが行《おこな》われます。

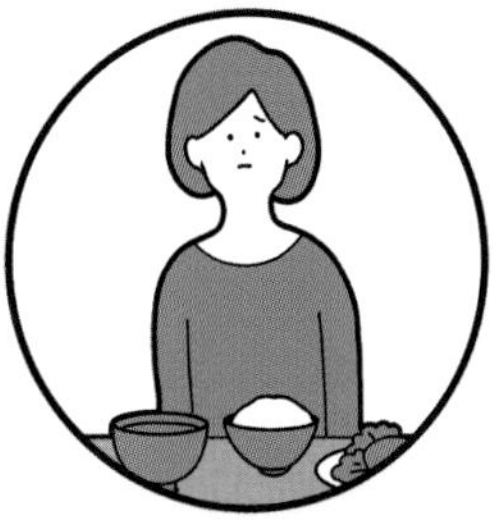

食行動障害《しょくこうどうしょうがい》および摂食障害群《せっしょくしょうがいぐん》

物《もの》を食《た》べることに関《かん》する障害群《しょうがいぐん》です。必要以上《ひつよういじょう》に食事制限《しょくじせいげん》をして，平均体《へいきんたい》重《じゅう》にくらべていちじるしくやせる「神経性《しんけいせい》やせ症《しょう》」や，過剰《かじょう》に食事《しょくじ》を摂取《せっしゅ》したあとに，嘔吐《おうと》したり絶食《ぜっしょく》したりして体重《たいじゅう》を保《たも》とうとする「神経性過食《しんけいせいかしょく》症《しょう》」などがあり，症状《しょうじょう》によっては命《いのち》にもかかわる危険《きけん》な障害《しょうがい》です。

やせたいという過度《かど》な願望《がんぼう》や，「太《ふと》ってしまうと自分《じぶん》には価値《かち》がない」というような思《おも》いこみが病気《びょうき》の根底《こんてい》にあるといわれています。そのため，治《ち》療《りょう》の際《さい》には，栄養指導《えいようしどう》などによる身体面《しんたいめん》の治療《ちりょう》に加《くわ》え，体重《たいじゅう》に対《たい》するこだわりやまちがった自己評価《じこひょうか》を正《ただ》すための心理面《しんりめん》の治療《ちりょう》が行《おこな》われます。

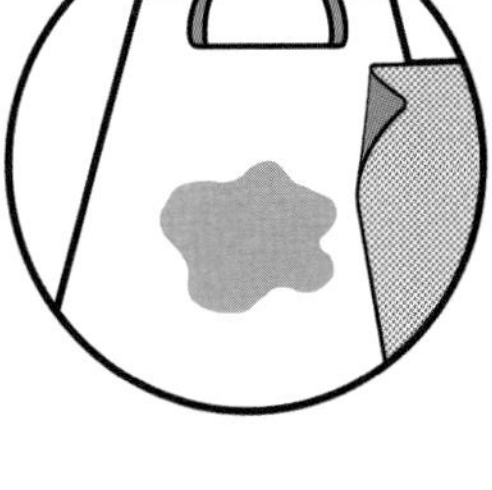

排泄症《はいせつしょう》

薬《くすり》や身体《しんたい》の病気《びょうき》の影響《えいきょう》ではなく，ベッドなどの適切《てきせつ》でない場所《ばしょ》に大小便《だいしょうべん》を排泄《はいせつ》してしまう病気《びょうき》のことです。ストレスなどが原因《げんいん》にあると考《かんが》えられています。

尿《にょう》を排泄《はいせつ》してしまう「遺尿症《いにょうしょう》」では週《しゅう》に2回以上《かいいじょう》の頻度《ひんど》で発症《はっしょう》する状態《じょうたい》が3か月以上《げついじょう》，大便《だいべん》を排泄《はいせつ》してしまう「遺糞症《いふんしょう》」では月《つき》に1回以上《かいいじょう》の頻度《ひんど》で発症《はっしょう》する状態《じょうたい》が3か月以上《げついじょう》つづくと診断基準《しんだんきじゅん》を満《み》たします。ただし，遺《い》尿症《にょうしょう》の場合《ばあい》は5歳以上《さいいじょう》（または同等《どうとう》の発達水準《はったつすいじゅん》），遺糞症《いふんしょう》の場合《ばあい》は4歳以《さいい》上《じょう》にならないと診断《しんだん》されません。

治療《ちりょう》では，排尿《はいにょう》・排便《はいべん》の習慣《しゅうかん》づけとともに，自尊心《じそんしん》の喪失《そうしつ》などへの対策《たいさく》としてカウンセリングが行《おこな》われることがあります。

心の病はたくさんある

その他《た》の精神疾患《せいしんしっかん》②

正《ただ》しく知《し》って，よりよく対処《たいしょ》しよう

心《こころ》の病《やまい》かも……と思《おも》ったら，まずは相談《そうだん》や受診《じゅしん》を

この本《ほん》を読《よ》み，何《なん》らかの症状《しょうじょう》に心当《こころあ》たりを覚《おぼ》えた人《ひと》もいるのではないでしょうか。

心《こころ》の病《やまい》かもしれないと思《おも》ったら，医師《いし》への受診《じゅしん》を検討《けんとう》しましょう。患者《かんじゃ》の情報《じょうほう》は個人情報保護法《こじんじょうほうほごほう》によって守《まも》られており，受診歴《じゅしんれき》や診断名《しんだんめい》が勤務先《きんむさき》などに伝《つた》わる心配《しんぱい》はありません。また，「まずは相談《そうだん》だけ」という受診《じゅしん》も可能《かのう》です。

「いきなり病院《びょういん》は躊躇《ちゅうちょ》する」という人《ひと》は，各都道府県《かくとどうふけん》にある「精神保健福祉《せいしんほけんふくし》センター」などに相談《そうだん》するとよいでしょう。

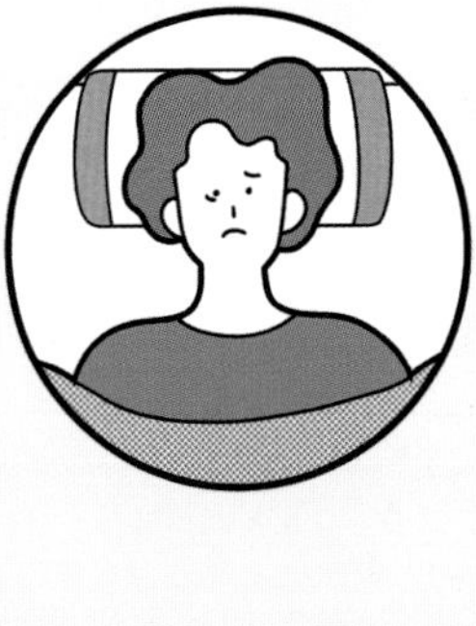

睡眠《すいみん》-覚醒障害《かくせいしょうがい》

眠《ねむ》れなかったり，定期的《ていきてき》におきてしまったりする「不眠障害《ふみんしょうがい》」，長《なが》く眠《ねむ》っても眠気《ねむけ》がなくならない「過眠障害《かみんしょうがい》」，昼間《ひるま》に耐《た》えがたい急激《きゅうげき》な眠気《ねむけ》を感《かん》じる「ナルコレプシー」の三《みっ》つに大《おお》きく分《わ》けられます。

ストレスや生活《せいかつ》リズムの乱《みだ》れのほか，うつ病《びょう》や統合失調症《とうごうしっちょうしょう》などの精神疾患《せいしんしっかん》が原因《げんいん》となって発症《はっしょう》する場合《ばあい》があります。治療《ちりょう》の際《さい》には睡眠《すいみん》導入薬《どうにゅうやく》などの薬物療法《やくぶつりょうほう》のほかに，認知行動療法《にんちこうどうりょうほう》なども行《おこな》われます。

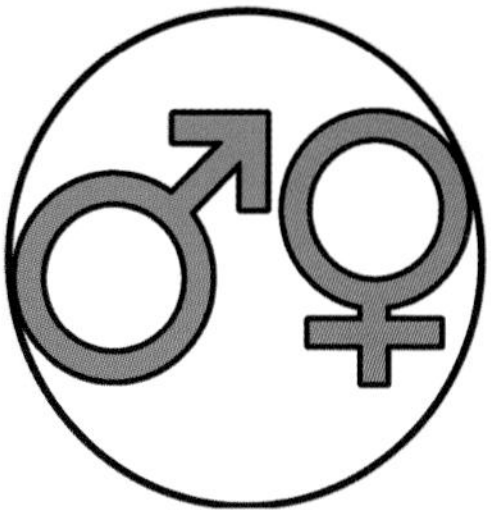

性機能不全《せいきのうふぜん》

生殖《せいしょく》や性行為《せいこうい》に支障《ししょう》をきたす病気《びょうき》のことです。性的欲求《せいてきよっきゅう》の減退《げんたい》や，男性機《だんせいき》能《のう》の低下《ていか》などがあります。

その原因《げんいん》としては，性的《せいてき》なトラウマ体験《たいけん》，老化《ろうか》による肉体的《にくたいてき》なおとろえやホルモンの分泌量《ぶんぴつりょう》の変化《へんか》，パートナーとの対人関係《たいじんかんけい》の問題《もんだい》，ストレスなどの精神的《せいしんてき》な問題《もんだい》，また文化的《ぶんかてき》・宗教的《しゅうきょうてき》な背景《はいけい》に至《いた》るまで，さまざまな要《よう》因《いん》が考《かんが》えられます。治療《ちりょう》が必要《ひつよう》な場合《ばあい》には，薬物療法《やくぶつりょうほう》やカウンセリングなどが用《もち》いられます。

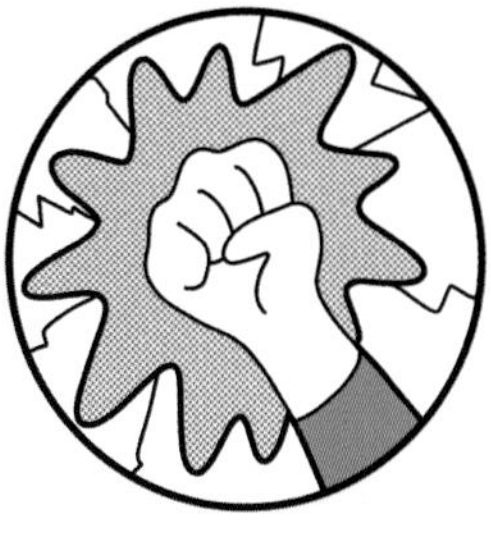

秩序破壊的《ちつじょはかいてき》・衝動制御《しょうどうせいぎょ》・素行症群《そこうしょうぐん》

感情《かんじょう》や行動《こうどう》をうまくコントロールできなくなるのがこの病気《びょうき》の特徴《とくちょう》です。イライラしたり目上《めうえ》の人《ひと》と口論《こうろん》したりする状態《じょうたい》が6か月以上《げついじょう》つづく「反抗《はんこう》挑発症《ちょうはつしょう》」，冷淡《れいたん》さや無感情《むかんじょう》さが特徴《とくちょう》で，他人《たにん》や動物《どうぶつ》に危害《きがい》を加《くわ》えたりする「素行症《そこうしょう》」，盗《ぬす》みたいという衝動《しょうどう》のままに窃盗《せっとう》を行《おこな》ってしまう「窃盗症《せっとうしょう》」などがあります。

遺伝的《いでんてき》な要因《よういん》や養育環境《よういくかんきょう》など，さまざまな原因《げんいん》が推定《すいてい》されています。主《おも》に薬物治療《やくぶつちりょう》が行《おこな》われます。

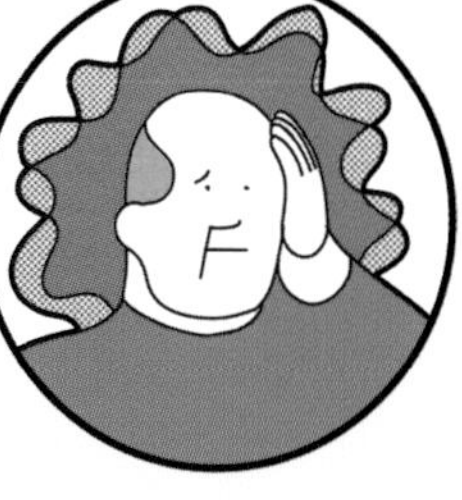

せん妄《もう》

せん妄《もう》とは，急《きゅう》に意識《いしき》がもうろうとして，日付《ひづけ》や時間《じかん》などの周囲《しゅうい》の状況《じょうきょう》がわからなくなったり，幻覚《げんかく》を見《み》たり，錯覚《さっかく》がおきたりする病気《びょうき》です。薬《くすり》の副作用《ふくさよう》や脱水《だっすい》，感染症《かんせんしょう》などさまざまな原因《げんいん》があります。また，加齢《かれい》によってせん妄《もう》にかかりやすくなることが知《し》られています。

せん妄《もう》と認知症《にんちしょう》は，ともにDSM-5の「神経認知障害群《しんけいにんちしょうがいぐん》」に分類《ぶんるい》されます。症状《しょうじょう》は似《に》ていますが，認知症《にんちしょう》は徐々《じょじょ》に症状《しょうじょう》が進行《しんこう》し，回復《かいふく》がむずかしいのに対《たい》し，せん妄《もう》は突然発症《とつぜんはっしょう》して，数週間程度《すうしゅうかんていど》で症状《しょうじょう》がおさまる点《てん》がことなります。

治療《ちりょう》の際《さい》には，医療関係者《いりょうかんけいしゃ》や家族《かぞく》が定期的《ていきてき》に話《はな》しかけて時間《じかん》や場所《ばしょ》を伝《つた》えたり，薬物療法《やくぶつりょうほう》を行《おこな》ったりします。

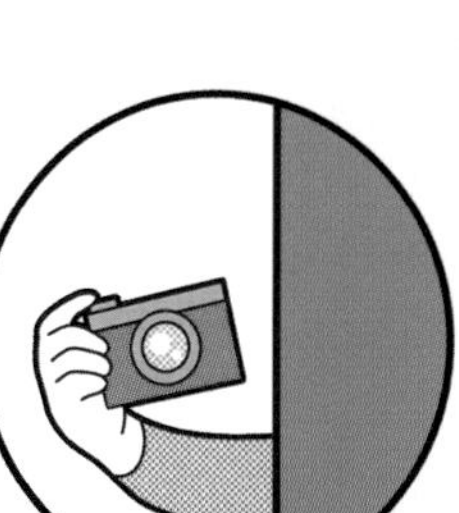

パラフィリア障害《しょうがい》

窃視《せっし》（いわゆるのぞきや盗撮《とうさつ》）や性器《せいき》の露出《ろしゅつ》，サディスティック・マゾヒスティックな行為《こうい》への性的興奮《せいてきこうふん》など，一般的《いっぱんてき》でない性的嗜好《せいてきしこう》によって，自身《じしん》や周《しゅう》囲《い》に苦痛《くつう》が生《しょう》じていたり，社会生活《しゃかいせいかつ》に支障《ししょう》をきたしたりする障害《しょうがい》です。

犯罪性《はんざいせい》はなくても，パートナーとの関係《かんけい》の悪化《あっか》などが予想《よそう》される場合《ばあい》には，心理療法《しんりりょうほう》（対話《たいわ》などによって考《かんが》え方《かた》を変化《へんか》させる治療法《ちりょうほう》）による治療《ちりょう》がよく行《おこな》われます。一方《いっぽう》，性犯罪《せいはんざい》につながりうる場合《ばあい》には，認知行動療法《にんちこうどうりょうほう》による治《ち》療《りょう》が試《こころ》みられています。

Column

コーヒーブレーク

多様《たよう》な性《せい》のあり方《かた》の一《ひと》つ「性同一性障害《せいどういつせいしょうがい》」

「性《せい》別《べつ》」とひとくちにいっても，生物学的《せいぶつがくてき》な体《からだ》の性《せい》と，自分自身《じぶんじしん》が認識《にんしき》している性《せい》（性同《せいどう》一性《いつせい》：ジェンダー・アイデンティティ）の二《ふた》つの意味《いみ》があります。これらが食《く》いちがってしまうために，違和感《いわかん》を覚《おぼ》え，苦《くる》しんでいる人《ひと》もいます。このような症状《しょうじょう》を「性同一性障害《せいどういつせいしょうがい》（性別違和《せいべついわ》）」とよびます。

2013年《ねん》にアメリカ精神医学会《せいしんいがくかい》が発表《はっぴょう》したDSM-5では，「性同一性《せいどういつせい》障害《しょうがい》（gender identity disorder）」は「性別違和《せいべついわ》（gender dysphoria）」という名称《めいしょう》に変更《へんこう》されました。これには，近年《きんねん》，性同一性障害《せいどういつせいしょうがい》を「多様《よう》な性《せい》のあり方《かた》の一《ひと》つ」ととらえ，病気《びょうき》でも障害《しょうがい》でもなく個性《こせい》であるとする考《かんが》えが広《ひろ》まっていることが関係《かんけい》しています。**精神疾患《せいしんしっかん》とされることによる差別的《さべつてき》あるいは否《ひ》定的《ていてき》な印象《いんしょう》をなくすために，「障《しょう》害《がい》（disorder）」という単語《たんご》が名称《めいしょう》からはずされました**（この記事《きじ》ではいまだ一般《いっぱん》の認知度《にんちど》の高《たか》い「性《せい》同一性障害《どういつせいしょうがい》」という名称《めいしょう》を使用《しよう》しています）。

また，2018年《ねん》にWHOが発表《はっぴょう》したICD-11では，性同一性障害《せいどういつせいしょうがい》は精神疾患《せいしんしっかん》の分類《ぶんるい》から排除《はいじょ》され，「性《せい》の健康《けんこう》に関連《かんれん》する状態《じょうたい》」という分類《ぶんるい》の中《なか》で「性別不合《せいべつふごう》」とよばれるようになりました。

治療《ちりょう》の選択肢《せんたくし》は主《おも》に，「精神療《せいしんりょう》法《ほう》」「ホルモン療法《りょうほう》」「性適合手《せいてきごうしゅ》術《じゅつ》」の三《みっ》つです。精神療法《せいしんりょうほう》では，本《ほん》人《にん》にとってふさわしい性別《せいべつ》の選択《せんたく》の支援《しえん》や，精神的《せいしんてき》なサポートが行《おこな》われます。ホルモン療法《りょうほう》は，性差《せいさ》を生《しょう》じさせる「性《せい》ホルモン」を投《と》与《よ》し，体《からだ》の性《せい》を心《こころ》の性《せい》に近《ちか》づけます。性適合手術《せいてきごうしゅじゅつ》では，性器《せいき》の形態《けいたい》を外科手術《げかしゅじゅつ》で変《か》え，体《からだ》の性《せい》を心《こころ》の性《せい》に近《ちか》づけます。

日本《にほん》では，2018年《ねん》4月《がつ》から，性《せい》同一性障害《どういつせいしょうがい》の人《ひと》の性適合手術《せいてきごうしゅじゅつ》が保険適用《ほけんてきよう》されるようになりました。本人《ほんにん》の苦痛《くつう》を解消《かいしょう》する手段《しゅだん》の一《ひと》つとして，より広《ひろ》まることが期待《きたい》されています。

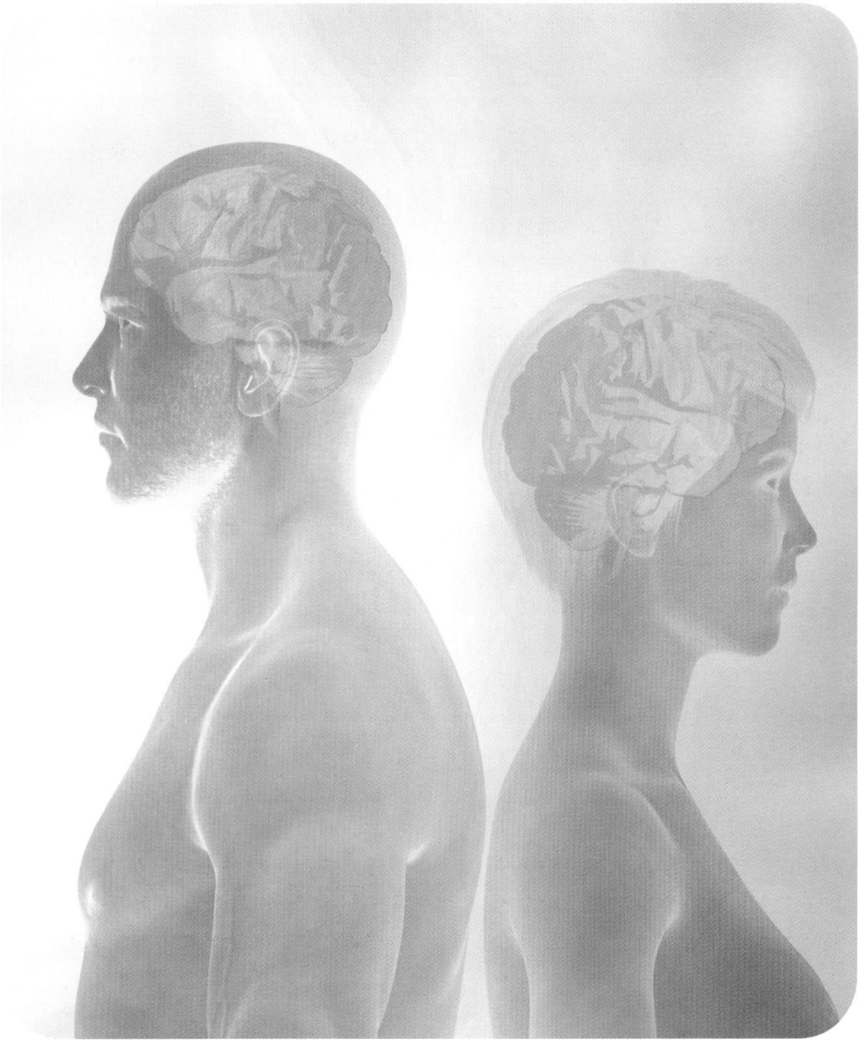

5

心《こころ》の病《やまい》の治療方法《ちりょうほうほう》

心《こころ》の病《やまい》の治療《ちりょう》には，心理学的《しんりがくてき》なアプローチをする「精神療法《せいしんりょうほう》」と，脳《のう》の神経細胞《しんけいさいぼう》などにはたらきかける「薬物療法《やくぶつりょうほう》」が用《もち》いられます。精神療法《せいしんりょうほう》には「認知行動療法《にんちこうどうりょうほう》」をはじめ，さまざまな種類《しゅるい》があります。5章《しょう》では，これらの治療法《ちりょうほう》をくわしく紹介《しょうかい》します。

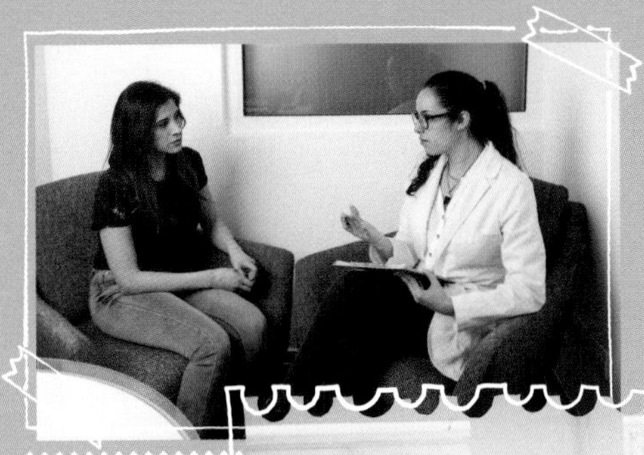

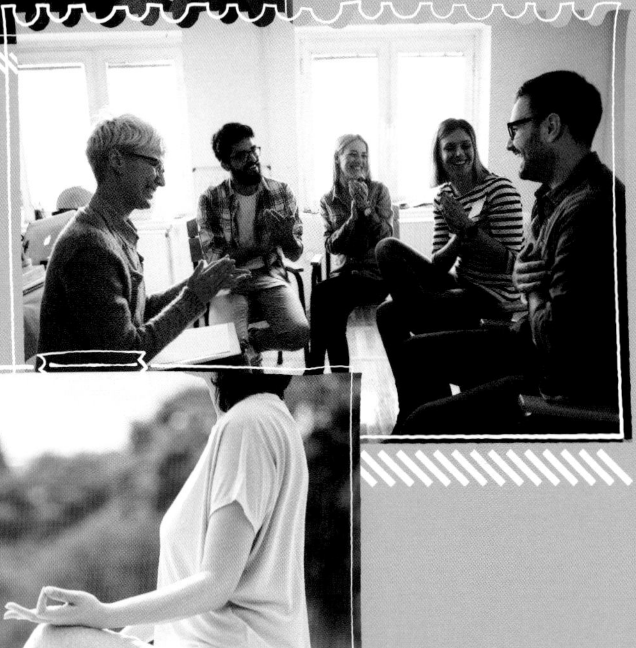

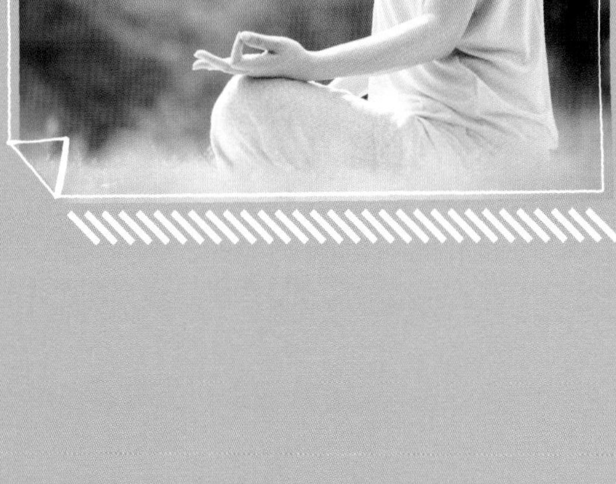

カウンセリングって，何《なに》をするの？

話《はなし》を聞《き》くことに徹《てっ》し，共感《きょうかん》をもって接《せっ》する

精《せい》神療法《しんりょうほう》の中《なか》で，最《もっと》も一般的《いっぱんてき》な方法《ほうほう》はカウンセリング（面接《めんせつ》）です。

現在《げんざい》のカウンセリングの方法《ほうほう》に大《おお》きな影響《えいきょう》をあたえたアメリカの心理学者《しんりがくしゃ》カール・ロジャーズ（1902～1987）は，「患者《かんじゃ》の話《はなし》を聞《き》くことに徹《てっ》し，患者《かんじゃ》に共感《きょうかん》をもって接《せっ》する」というカウンセリングの姿勢《しせい》を提唱《ていしょう》しました。**これは，治療者《ちりょうしゃ》は，患者《かんじゃ》の回復力《かいふくりょく》を引《ひ》きだすことが役目《やくめ》であり，それには患《かん》者《じゃ》への共感的《きょうかんてき》な理解《りかい》，無条件《むじょうけん》の肯《こう》定《てい》，正直《しょうじき》な心《こころ》で患者《かんじゃ》と向《む》き合《あ》うことが大事《だいじ》になるとされています。**この方法《ほうほう》を「来談者中心療法《らいたんしゃちゅうしんりょうほう》」といいます。

一方《いっぽう》で，患者《かんじゃ》の状態《じょうたい》に関《かん》して治《ち》療者《りょうしゃ》が解釈《かいしゃく》した内容《ないよう》を折《おり》にふれて伝《つた》えていくカウンセリングもあります。オーストリアの精神科医《せいしんかい》ジークムント・フロイト（1856～1939）が開発《かいはつ》した「精神分析法《せいしんぶんせきほう》」です。精神分析法《せいしんぶんせきほう》は，人間《にんげん》の無意《むい》識《しき》に注目《ちゅうもく》した方法《ほうほう》です。

フロイトは，「幼少期《ようしょうき》に経験《けいけん》したできごとや対人関係《たいじんかんけい》などは無意《むい》識《しき》の中《なか》におさえこまれており，それらの影響《えいきょう》は成人後《せいじんご》の行動《こうどう》，思考《しこう》などにあらわれてくる」と考《かんが》えていました。患者《かんじゃ》は，治療者《ちりょうしゃ》にさまざまな話《はなし》をする中《なか》で，無意識《むいしき》の中《なか》におさえこまれていた記憶《きおく》に気《き》づいていきます。**治療者《ちりょうしゃ》はその記憶《きおく》が，患者《かんじゃ》の現在《げんざい》の状況《じょうきょう》にどんな影《えい》響《きょう》をあたえているのかを分析《ぶんせき》し，その結果《けっか》を患者《かんじゃ》に伝《つた》えます。**

そして，現在《げんざい》の状況《じょうきょう》に至《いた》った背《はい》景《けい》を患者本人《かんじゃほんにん》に気《き》づいてもらうのです。

精神分析法《せいしんぶんせきほう》を開発《かいはつ》した フロイト

フロイトは，人間《にんげん》の無意識《むいしき》について，はじめて体系的《たいけいてき》な研究《けんきゅう》を行《おこな》った人物《じんぶつ》です。夢《ゆめ》の分析《ぶんせき》を行《おこな》ったり，「リビドー（性的《せいてき》エネルギー）」に関《かん》する理論《りろん》を提唱《ていしょう》したりしたことで知《し》られています。「精神分《せいしんぶん》析学《せきがく》の父《ちち》」ともよばれています。

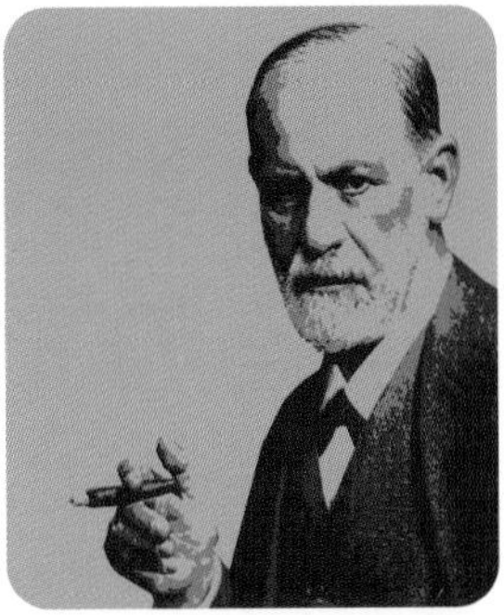

ジークムント・フロイト
（1856～1939）

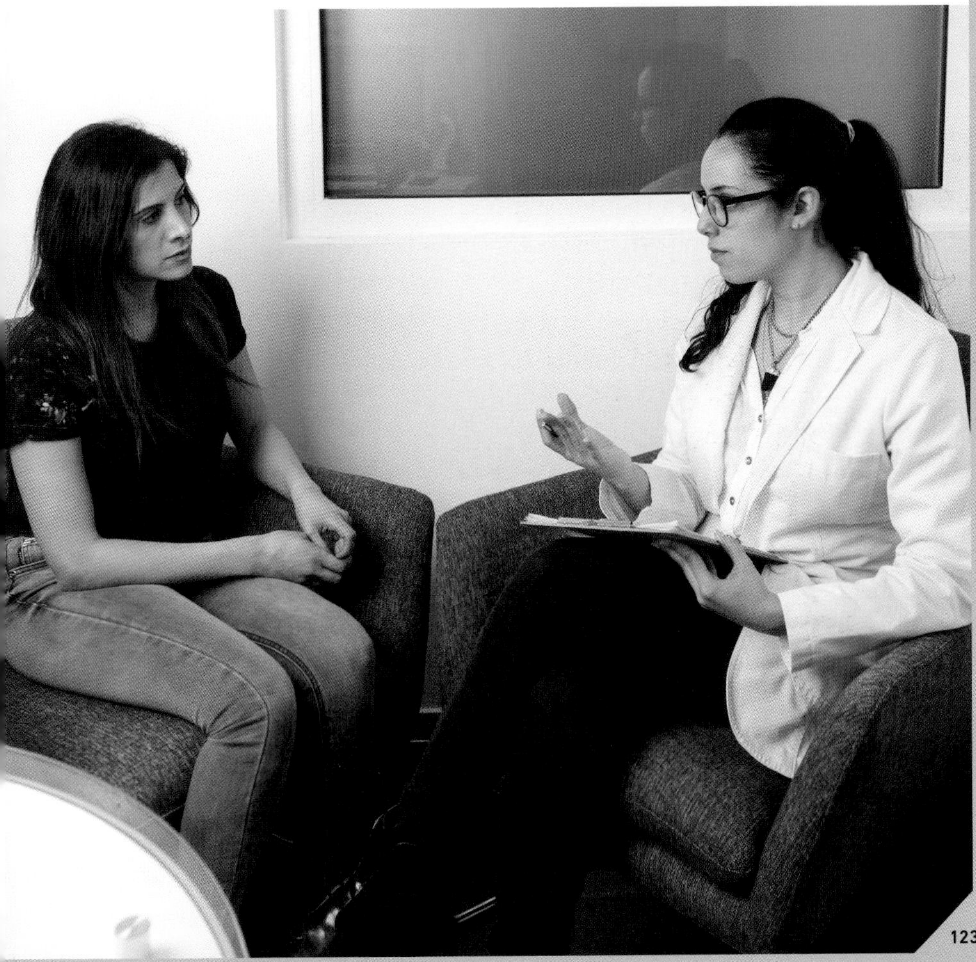

問題《もんだい》のある行動《こうどう》を修正《しゅうせい》する『行動療法《こうどうりょうほう》』

弱《よわ》い刺激《しげき》から強《つよ》い刺激《しげき》へと段階的《だんかいてき》に用《もち》いる

行《こう》動療法《どうりょうほう》は，1950年代《ねんだい》の終《お》わりから開発《かいはつ》が進《すす》められた治療方法《ちりょうほうほう》です。

エレベーターの中《なか》，人《ひと》ごみなど何《なに》かを異常《いじょう》にこわがる，暴力《ぼうりょく》をふるう，ギャンブルにはまるなどといった患者《かんじゃ》の問題行動《もんだいこうどう》は，誤《あやま》った学習《がくしゅう》をした結果《けっか》，身《み》についてしまったものだととらえます。そのため，患者《かんじゃ》が正《ただ》しい行動《こうどう》を学習《がくしゅう》することをめざして，さまざまな療法《りょうほう》が開発《かいはつ》されてきました。その例《れい》を二《ふた》つあげましょう。

「フラッディング」は，不安《ふあん》・恐怖反応《きょうふはんのう》をおこす刺激《しげき》に患者《かんじゃ》を長時間《ちょうじかん》さらし，その結果生《けっかしょう》じる慣《な》れによって，不安《ふあん》・恐怖《きょうふ》の減少《げんしょう》をめざす治療法《ちりょうほう》です。不安《ふあん》・恐怖《きょうふ》を生《しょう》じさせる刺激《しげき》を最《もっと》も強《つよ》いものから弱《よわ》いものまで順位《じゅんい》づけをしたリスト（不安階層表《ふあんかいそうひょう》）にもとづいて，弱《よわ》い刺激《しげき》から強《つよ》い刺激《しげき》へと段階的《だんかいてき》に慣《な》らしていく手法《しゅほう》は，「暴露法《ばくろほう》」とよばれています。

「系統的脱感作《けいとうてきだつかんさ》」では，患者《かんじゃ》に不安《ふあん》・恐怖《きょうふ》を打《う》ち消《け》すためのリラクゼーション法《ほう》を習得《しゅうとく》してもらいます。そうしたうえで，患者《かんじゃ》に不安階層表《ふあんかいそうひょう》にある最《もっと》も弱《よわ》い刺激《しげき》をイメージしてもらい，不安《ふあん》が生《しょう》じたらそれをリラクゼーションによって打《う》ち消《け》すことをくりかえしてもらって，その刺激《しげき》に対《たい》する患者《かんじゃ》の不安《ふあん》・恐怖《きょうふ》をイメージ刺激下《しげきか》で克服《こくふく》させます。これと同《おな》じ手順《てじゅん》で，不安階層表《ふあんかいそうひょう》の最《もっと》も強《つよ》い刺激《しげき》まで一《ひと》つ一《ひと》つ段階的《だんかいてき》に打《う》ち消《け》しつづけ，不安《ふあん》や恐怖《きょうふ》の克服《こくふく》をめざします。

行動療法《こうどうりょうほう》では現在《げんざい》，認知面《にんちめん》の作用《さよう》を重視《じゅうし》する認知行動療法《にんちこうどうりょうほう》（次《じ》ページ）などの技法《ぎほう》を取《と》り入《い》れる動《うご》きがみられます。しかしやはり，実際《じっさい》にあらわれた行動《こうどう》の修正《しゅうせい》を重視《じゅうし》していることに変《か》わりはないでしょう。

行動療法《こうどうりょうほう》の対象《たいしょう》の例《れい》

何《なん》の危険《きけん》もないエレベーターの中《なか》にいることを，異常《いじょう》にこわがる人《ひと》がいます。行動療法《こうどうりょうほう》は，患者《かんじゃ》のこのような誤《あやま》った行動《こうどう》を改善《かいぜん》することを目的《もくてき》に行《おこな》われます。

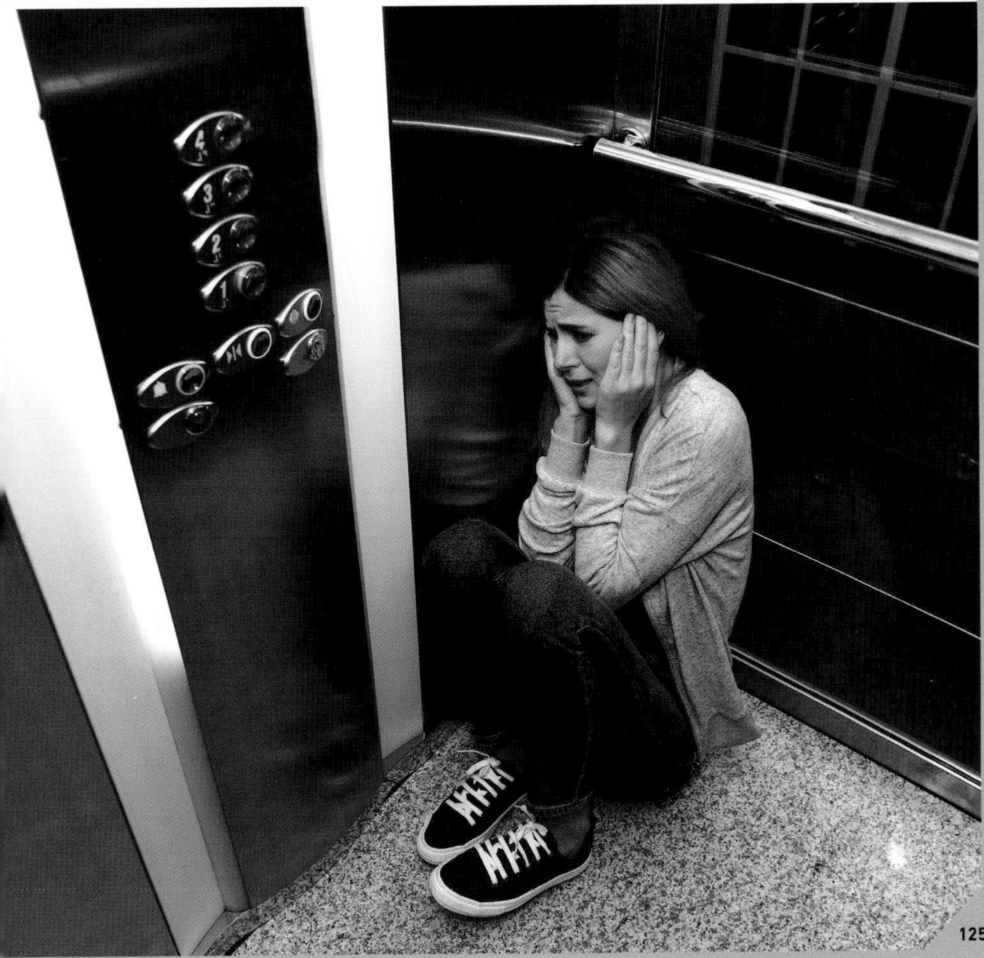

ゆがんだ認知《にんち》を修正《しゅうせい》する「認知行動療法《にんちこうどうりょうほう》」

悲観的《ひかんてき》な考《かんが》えがさらに悲観的《ひかんてき》な考《かんが》えを生《う》むという悪循環《あくじゅんかん》を引《ひ》きおこす

認知行動療法の具体例として，はたらき盛りの世代にみられる，仕事上での悩みを原因とした典型的なうつ病の症状を左ページに，その対策を右ページに示しました。

ストレスに対《たい》する考《かんが》え

マイナス思考《しこう》 「何《なに》をやってもうまくいかない。私《わたし》はもうおしまいだ」
白黒思考《しろくろしこう》 「完璧《かんぺき》にできない私《わたし》はダメな人間《にんげん》だ」
邪推《じゃすい》 「部下《ぶか》からばかにされているにちがいない」
過小評価《かしょうひょうか》 「自分《じぶん》の決断《けつだん》はいつもまちがっている」

ストレスに対《たい》する身体《しんたい》の変化《へんか》

睡眠《すいみん》の変化《へんか》
　不眠《ふみん》や過眠《かみん》
意欲《いよく》の減退《げんたい》
　趣味《しゅみ》を失《うしな》う
疲労《ひろう》の蓄積《ちくせき》
　倦怠感《けんたいかん》

ストレス要因《よういん》

課長《かちょう》に昇進《しょうしん》したものの，他社《たしゃ》との競争《きょうそう》がはげしくなり，売《う》り上《あ》げが低下《ていか》。これにより仕事量《しごとりょう》がふえ，毎日《まいにち》，残業《ざんぎょう》がつづく。疲《つか》れがたまり，仕事《しごと》の能率《のうりつ》も落《お》ちてしまった。部下《ぶか》や上司《じょうし》からの信頼《しんらい》も失《うしな》ってしまったのでは。

ストレスに対《たい》する行動《こうどう》

統制《とうせい》
　八《や》つ当《あ》たり
逃避《とうひ》
　布団《ふとん》から出《で》られない
依存《いぞん》
　酒《さけ》やギャンブル

ストレスに対《たい》する感情《かんじょう》

仕事《しごと》が自分《じぶん》の思《おも》いどおりにならない怒《いか》り
会社《かいしゃ》からの信頼《しんらい》を失《うしな》ったという悲《かな》しみ
この先《さき》どうなるんだろう，という不安《ふあん》，心配《しんぱい》
懲戒《ちょうかい》，減給《げんきゅう》されるんじゃないだろうかという恐怖《きょうふ》
思《おも》ったように仕事《しごと》ができないというむなしさ
仕事《しごと》に対《たい》する自分《じぶん》へのふがいなさ
認《みと》められないというさびしさ，恥《は》ずかしさ

人《ひと》の行動《こうどう》，認知《にんち》，身体《しんたい》の変化《へんか》，感《かん》情《じょう》，そして外《そと》からの環境《かんきょう》はたがいに影響《えいきょう》し合《あ》っていて，それぞれの要素《ようそ》が悪《わる》い状態《じょうたい》になると，ほかの要素《ようそ》にも悪影響《あくえいきょう》をあたえます。

精神疾患《せいしんしっかん》の治療《ちりょう》では，以前《いぜん》は患者《かんじゃ》の行動《こうどう》のみに注目《ちゅうもく》して，問題行動《もんだいこうどう》を変《か》えることを目的《もくてき》とする治療《ちりょう》が行《おこな》われていました。**しかし，問題行動《もんだいこうどう》には患者《かんじゃ》の認知《にんち》も影響《えいきょう》していると考《かんが》えられるようになり，認知《にんち》が治療《ちりょう》の対《たい》象《しょう》として，注目《ちゅうもく》されるようになりました。**

たとえば，多《おお》くのうつ病患者《びょうかんじゃ》はもともと，未来《みらい》のことを悲観的《ひかんてき》に考《かんが》える「マイナス思考《しこう》」や，うまくいかないことばかりに注目《ちゅうもく》する「過小評《かしょうひょう》価《か》」などの，かたよった認知《にんち》をもっています。**このような考《かんが》え方《かた》がくせになると，悲観的《ひかんてき》な考《かんが》えがさらに悲《ひ》観的《かんてき》な考《かんが》えを生《う》むという，悪循環《あくじゅんかん》を引《ひ》きおこします。**こういった認知《にんち》のゆがみを修正《しゅうせい》していくのが，認知行《にんちこう》動療法《どうりょうほう》です。

ストレスに対《たい》する考《かんが》えへの治療《ちりょう》

認知再構成《にんちさいこうせい》

自然《しぜん》と思《おも》い浮《う》かんでしまうネガティブな考《かんが》えを具体的《ぐたいてき》に書《か》きだし，その考《かんが》えに確証《かくしょう》があるかどうかの検討《けんとう》を行《おこな》い，考《かんが》え方《かた》のかたよりを修正《しゅうせい》する。

・強《つよ》くストレスを感《かん》じた状況《じょうきょう》や場面《ばめん》を特定《とくてい》する。
　(昇進《しょうしん》したとたんに会社《かいしゃ》の売《う》り上《あ》げが落《お》ちてしまった)
・そのときの考《かんが》えおよび感情《かんじょう》，行動《こうどう》，身体変化《しんたいへんか》を書《か》きだす。
　(感情《かんじょう》：仕事《しごと》の能力《のうりょく》がないために会社《かいしゃ》に損害《そんがい》をあたえてしまった
　行動《こうどう》：会社《かいしゃ》を休《やす》む　身体変化《しんたいへんか》：眠《ねむ》れない　など)
・その考《かんが》えが思《おも》いこみではないかを再検討《さいけんとう》し，感情的《かんじょうてき》な反応《はんのう》をみる。
　(会社《かいしゃ》が私《わたし》を昇進《しょうしん》させたということは，私《わたし》の才能《さいのう》は評価《ひょうか》されている)
　(他社《たしゃ》の売《う》り上《あ》げが上《あ》がった時期《じき》と自分《じぶん》の昇進《しょうしん》の時期《じき》がたまたま重《かさ》なっただけ。
　過度《かど》な責任《せきにん》を感《かん》じる必要《ひつよう》はない）→気持《きも》ちが楽《らく》になった。

ストレスに対《たい》する身体変化《しんたいへんか》への治療《ちりょう》

リラクゼーション

意識的《いしきてき》に筋肉《きんにく》を弛緩《しかん》させる，深呼吸《しんこきゅう》を行《おこな》うなどで緊張《きんちょう》を緩和《かんわ》し，気持《きも》ちを落《お》ち着《つ》かせる。

ストレス要因《よういん》を取《と》りのぞく

・苦手《にがて》な仕事領域《しごとりょういき》を書《か》きだし，その仕事《しごと》に関《かん》してはほかの社員《しゃいん》にお願《ねが》いできないか，打診《だしん》してみる。
・部署《ぶしょ》の異動《いどう》，転職《てんしょく》も視野《しや》に入《い》れ，行動《こうどう》する。
・重度《じゅうど》の場合《ばあい》は，休職《きゅうしょく》を願《ねが》いでる。

ストレスに対《たい》する行動《こうどう》への治療《ちりょう》

暴露法《ばくろほう》

さけていることに少《すこ》しずつ慣《な》らしていく。

問題解決療法《もんだいかいけつりょうほう》

悩《なや》みを具体的《ぐたいてき》に細《こま》かく分《わ》け，解決策《かいけつさく》をたくさんあげてベストな方法《ほうほう》をみつけだす。

ストレスに対《たい》する感情《かんじょう》への治療《ちりょう》

脱中心化《だつちゅうしんか》（マインドフルネス技法《ぎほう》など）

意識《いしき》の中央《ちゅうおう》にある悩《なや》みから一度《いちど》はなれ，客観的《きゃっかんてき》にみることで，ネガティブな感情《かんじょう》から抜《ぬ》けでる方法《ほうほう》をさぐる。

　例《れい》：「仕事《しごと》が思《おも》いどおりにならずにイライラする」
　　　→「『イライラする』という考《かんが》えを自分《じぶん》はもっている」

怒《いか》りの感情《かんじょう》をおさえこむのではなく，ありのままを受《う》け入《い》れることで，ネガティブな感情《かんじょう》を断《た》ち切《き》ることができると考《かんが》えられている。

社会生活《しゃかいせいかつ》への適応《てきおう》を訓練《くんれん》する『社会生活技能訓練法《しゃかいせいかつぎのうくんれんほう》(SST)』

状況把握《じょうきょうはあく》,判断《はんだん》,相手《あいて》へのはたらきかけを訓練《くんれん》する

認《にん》知《ち》行動療法《こうどうりょうほう》の一《ひと》つに,「社会《しゃかい》生活技能訓練法《せいかつぎのうくんれんほう》(SST)」があります。**対人関係《たいじんかんけい》の中《なか》で,「状況《じょうきょう》を的確《てきかく》に把握《はあく》する」「どのように対処《たいしょ》すればよいかの判断《はんだん》を下《くだ》す」「下《くだ》した判断《はんだん》にもとづいて相手《あいて》に効果的《こうかてき》にはたらきかける」という三《みっ》つの内容《ないよう》を訓練《くんれん》するものです。**

一例《いちれい》を紹介《しょうかい》しましょう。訓練《くんれん》は医《い》療《りょう》スタッフ1～2名《めい》を含《ふく》めたグループで行《おこな》います。患者《かんじゃ》の一人《ひとり》が,「買《か》い物《もの》でお金《かね》を払《はら》うときに,緊張《きんちょう》して手《て》がふるえてしまう」など,乗《の》りこえたい課題《かだい》を提案《ていあん》します。そして実《じっ》際《さい》に,グループの前《まえ》でそのようすを演《えん》じてみせます。

その後《ご》,グループのメンバーで改《かい》善案《ぜんあん》を出《だ》し合《あ》い,最《もっと》もよさそうな改《かい》善案《ぜんあん》をグループのメンバーもしくはスタッフが演《えん》じてみせます。それを見《み》て,提案者《ていあんしゃ》も同《おな》じように演《えん》じます。**提案者《ていあんしゃ》の演技《えんぎ》のよいところをみつけて,ほめるのが重要《じゅうよう》です。**そして提《てい》案者《あんしゃ》は実際《じっさい》に外《そと》の社会《しゃかい》で,改善案《かいぜんあん》を取《と》り入《い》れたアプローチを実行《じっこう》します。

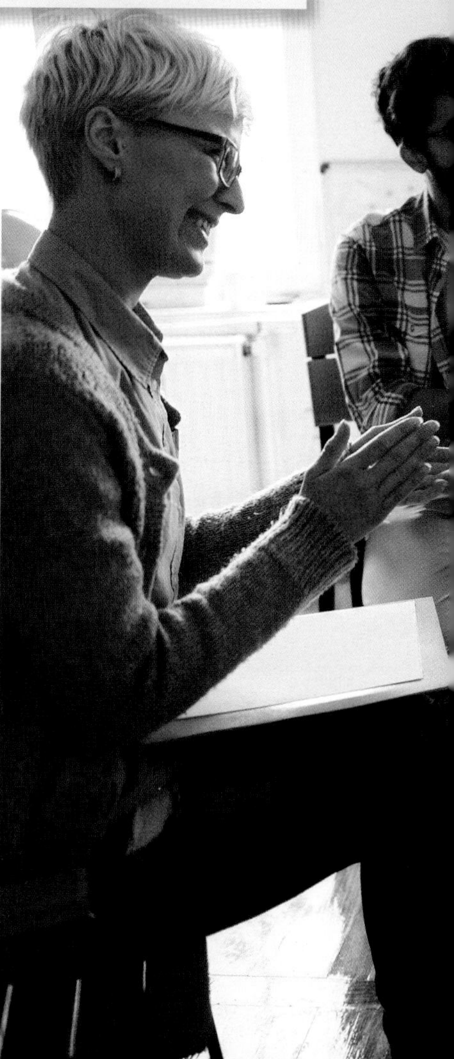

解決策《かいけつさく》を出《だ》し合《あ》い演技《えんぎ》してみせる

社会生活技能訓練法《しゃかいせいかつぎのうくんれんほう》は，医療《いりょう》スタッフ1～2名《めい》を含《ふく》めたグループで行《おこな》います。患者《かんじゃ》は，社会生活技能訓《しゃかいせいかつぎのうくん》練法《れんほう》で身《み》につけた技能《ぎのう》を，外《そと》の社会《しゃかい》で実行《じっこう》します。

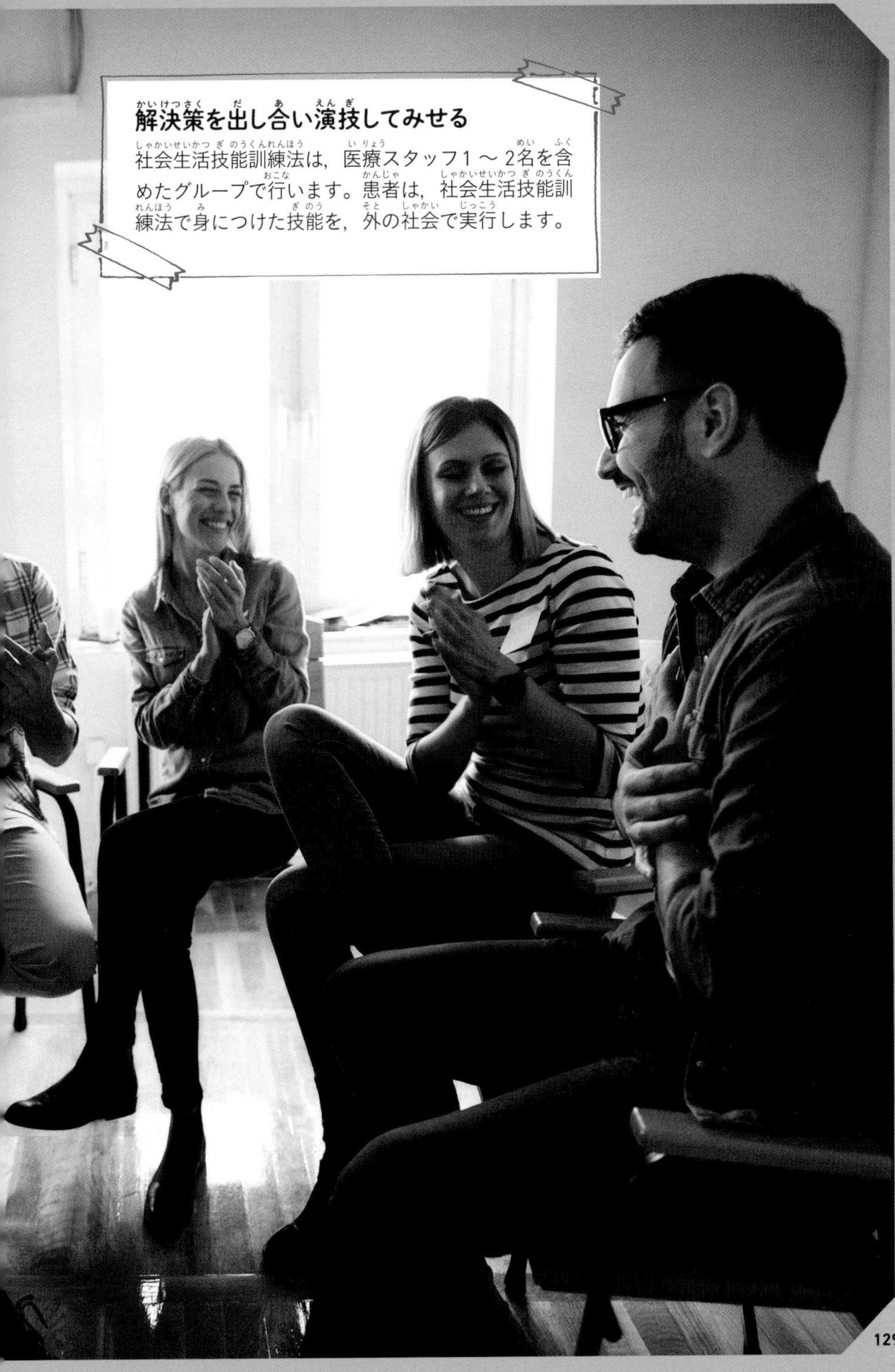

あるがままに受《う》け止《と》める『マインドフルネス』

自分《じぶん》の感情《かんじょう》や思考《しこう》をそのまま受《う》け入《い》れる

うつ病《びょう》の治療法《ちりょうほう》としては，これまで認知行動療法《にんちこうどうりょうほう》（126～127ページ）がよく使《つか》われていました。しかし，悲観的《ひかんてき》な考《かんが》え方《かた》のくせを認《みと》め，認知《にんち》のゆがみを修正《しゅうせい》していくという作業《さぎょう》は，うつ病患者《びょうかんじゃ》にとってはたいへんな負担《ふたん》となります。このため，最近《さいきん》では「マインドフルネス」という方法《ほうほう》を取《と》り入《い》れた治療法《ちりょうほう》が注目《ちゅうもく》されています。

マインドフルネスは，仏教《ぶっきょう》や禅《ぜん》の流《なが》れを受《う》けたもので，「この瞬間《しゅんかん》に感《かん》じている思考《しこう》や感情《かんじょう》をそのまま受《う》け入《い》れ，気《き》づくことに気持《きも》ちを集中《しゅうちゅう》させ，それらを一定《いってい》の距離《きょり》を保《たも》ってながめられるようにする」方法《ほうほう》のことです。

自分《じぶん》の感情《かんじょう》や思考《しこう》を否定《ひてい》せず，あるがままに受《う》け止《と》めながら，日常生《にちじょうせい》活《かつ》を送《おく》っていけるよう少《すこ》しずつ行動《こうどう》を変《か》えていくのです。こういう生活《せいかつ》をつづけることで，認知《にんち》のゆがみも自然《しぜん》と解消《かいしょう》されていく，というものです。

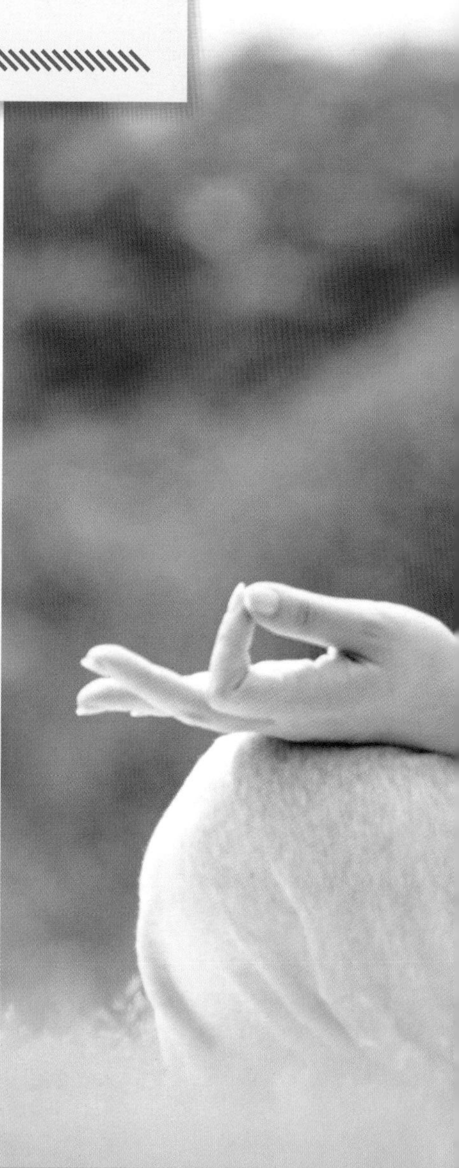

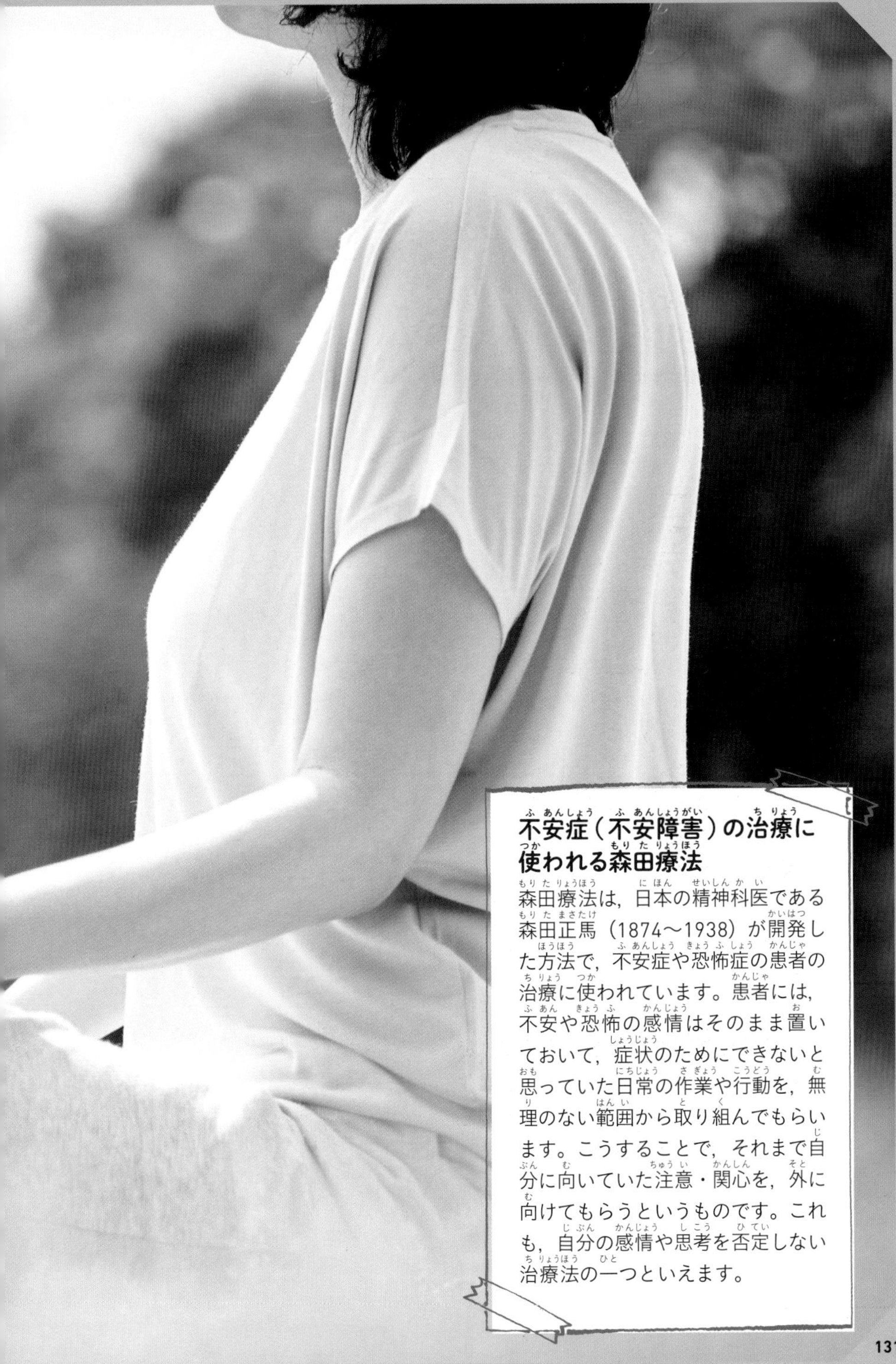

不安症《ふあんしょう》（不安障害《ふあんしょうがい》）の治療《ちりょう》に使《つか》われる森田療法《もりたりょうほう》

森田療法《もりたりょうほう》は，日本《にほん》の精神科医《せいしんかい》である森田正馬《もりたまさたけ》（1874～1938）が開発《かいはつ》した方法《ほうほう》で，不安症《ふあんしょう》や恐怖症《きょうふしょう》の患者《かんじゃ》の治療《ちりょう》に使《つか》われています。患者《かんじゃ》には，不安《ふあん》や恐怖《きょうふ》の感情《かんじょう》はそのまま置《お》いておいて，症状《しょうじょう》のためにできないと思《おも》っていた日常《にちじょう》の作業《さぎょう》や行動《こうどう》を，無理《むり》のない範囲《はんい》から取《と》り組《く》んでもらいます。こうすることで，それまで自分《じぶん》に向《む》いていた注意《ちゅうい》・関心《かんしん》を，外《そと》に向《む》けてもらうというものです。これも，自分《じぶん》の感情《かんじょう》や思考《しこう》を否定《ひてい》しない治療法《ちりょうほう》の一《ひと》つといえます。

心の病の治療方法

集団《しゅうだん》の力《ちから》で人格《じんかく》や行動《こうどう》を改善《かいぜん》する『グループ療法《りょうほう》』

悩《なや》んでいるのは自分一人《じぶんひとり》ではないことに気《き》づく

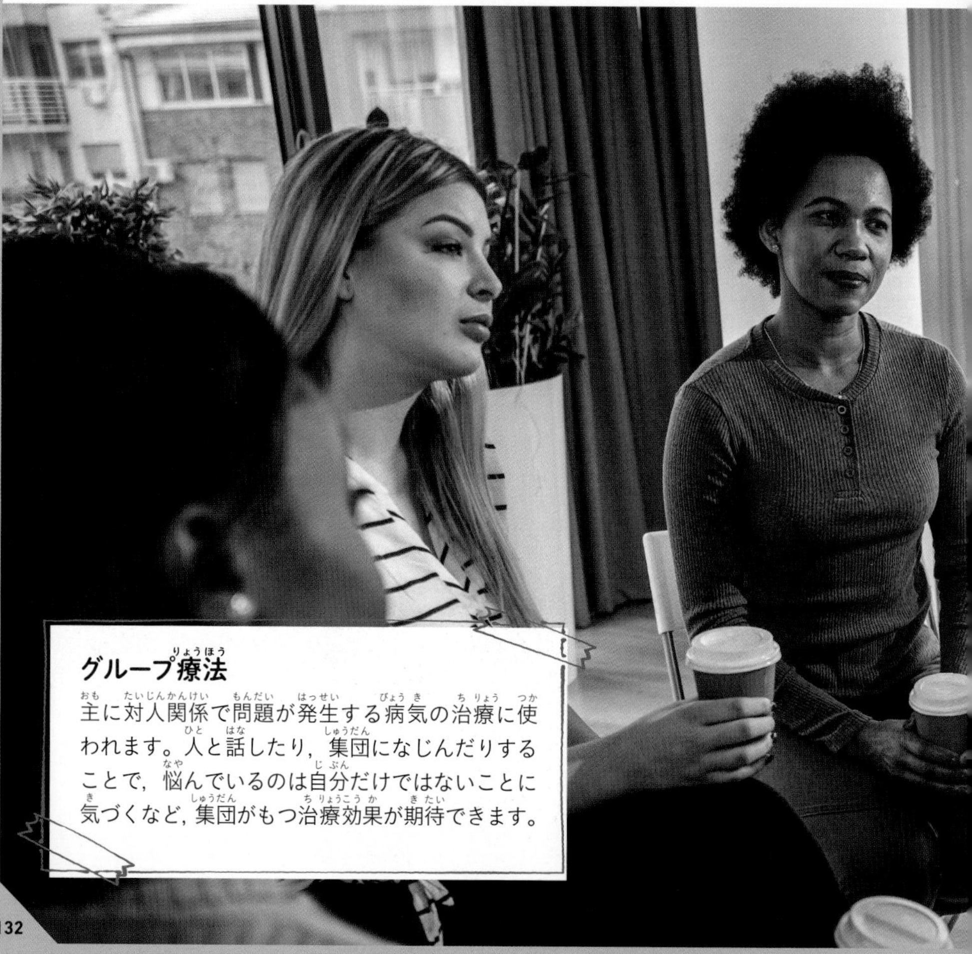

グループ療法《りょうほう》

主《おも》に対人関係《たいじんかんけい》で問題《もんだい》が発生《はっせい》する病気《びょうき》の治療《ちりょう》に使《つか》われます。人《ひと》と話《はな》したり，集団《しゅうだん》になじんだりすることで，悩《なや》んでいるのは自分《じぶん》だけではないことに気《き》づくなど，集団《しゅうだん》がもつ治療効果《ちりょうこうか》が期待《きたい》できます。

グループ療法《りょうほう》とは，治療《ちりょう》のために組織《そしき》された集団《しゅうだん》の中《なか》で行《おこな》われる精神療法《せいしんりょうほう》です。

治療者《ちりょうしゃ》とメンバー，またはメンバーとメンバーの間《あいだ》の対人交流《たいじんこうりゅう》や，集《しゅう》団《だん》の力《ちから》によって，参加者《さんかしゃ》の人格《じんかく》や行《こう》動《どう》の改善《かいぜん》をめざします。対人関係《たいじんかんけい》の障害《しょうがい》が主《おも》な標的《ひょうてき》となること，グループ内《ない》で今《いま》おこっていることが重視《じゅうし》されるのが特徴《とくちょう》です。治療理論《ちりょうりろん》や技法《ぎほう》のちがいによって，精神分析的《せいしんぶんせきてき》グループ療法《りょうほう》，話《はな》し合《あ》いによる大集団《だいしゅうだん》ミーティング，社会生活技能訓練法《しゃかいせいかつぎのうくんれんほう》（SST）などに分類《ぶんるい》されています。

これらの治療《ちりょう》では，参加者《さんかしゃ》が集団《しゅうだん》に受《う》け入《い》れられるという体験《たいけん》をもてます。また，心《こころ》にたまっていた感情《かんじょう》を表現《ひょうげん》することで解放感《かいほうかん》や快感《かいかん》を得《え》たり，ほかの参加者《さんかしゃ》の気持《きも》ちや行動《こうどう》を理解《りかい》することで悩《なや》んでいるのは自《じ》分一人《ぶんひとり》ではないことに気《き》づいたり，ほかの参加者《さんかしゃ》から新《あら》たな適応的《てきおうてき》な行《こう》動《どう》を学習《がくしゅう》することなどができます。

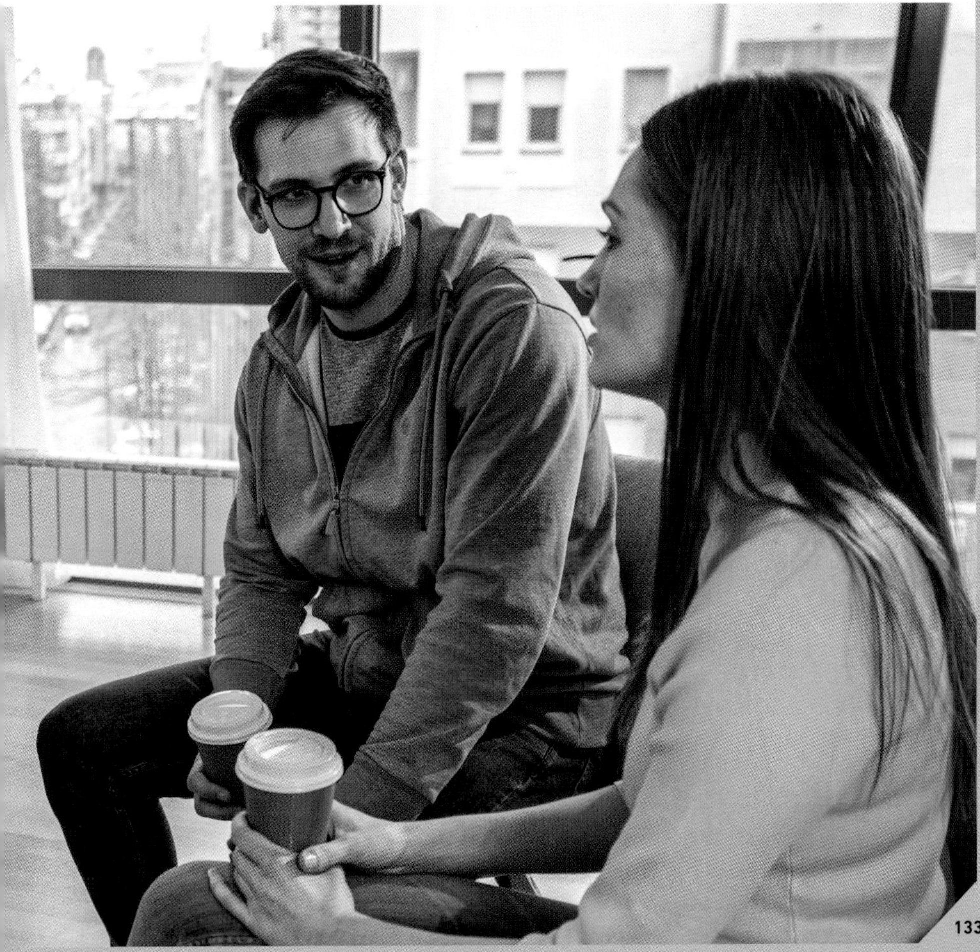

アートで心身《しんしん》の回復《かいふく》をめざす『芸術療法《げいじゅつりょうほう》』

治療者《ちりょうしゃ》と患者《かんじゃ》がともに芸術作品《げいじゅつさくひん》を創造《そうぞう》する

「芸術療法《げいじゅつりょうほう》」とは，治療者《ちりょうしゃ》と患者《かんじゃ》がともにさまざまな芸術《げいじゅつ》作品《さくひん》を創造《そうぞう》する活動《かつどう》に参加《さんか》することで，心身《しんしん》の健康《けんこう》の回復《かいふく》をめざす心理《しんり》的治療法《てきちりょうほう》です。

人物画《じんぶつが》や風景画《ふうけいが》や家族画《かぞくが》など特定《とくてい》のテーマを自由《じゆう》にえがく「絵画《かいが》（描画《びょうが》）療法《りょうほう》」や，受《う》け身的《みてき》に聞《き》くだけではなくてさまざまな形《かたち》で演奏《えんそう》や創作《そうさく》を行《おこな》う「音楽療法《おんがくりょうほう》」，俳句《はいく》や短歌《たんか》や詩《し》などの創作《そうさく》を行《おこな》う「詩歌療法《しいかりょうほう》」，砂《すな》が敷《し》かれた箱庭《はこにわ》で小型《こがた》の人形《にんぎょう》や模型《もけい》などを用《もち》いて創作《そうさく》する「箱庭療法《はこにわりょうほう》」，焼《や》き物《もの》などの製作《せいさく》を行《おこな》う「陶芸療法《とうげいりょうほう》」，音楽《おんがく》に合《あ》わせて体《からだ》を動《うご》かす「舞踏療法《ぶとうりょうほう》」などがあります。

芸術活動《げいじゅつかつどう》を通《つう》じて自己《じこ》の内面《ないめん》を表現《ひょうげん》することで，内的葛藤《ないてきかっとう》から解放《かいほう》されたり，無意識《むいしき》が明《あき》らかになって治療《ちりょう》の手《て》がかりが得《え》られたりすることなどが期待《きたい》されます。芸術療法《げいじゅつりょうほう》は，個人療法《こじんりょうほう》として行《おこな》われる場合《ばあい》と，グループ療法《りょうほう》として行《おこな》われる場合《ばあい》の両方《りょうほう》があります。

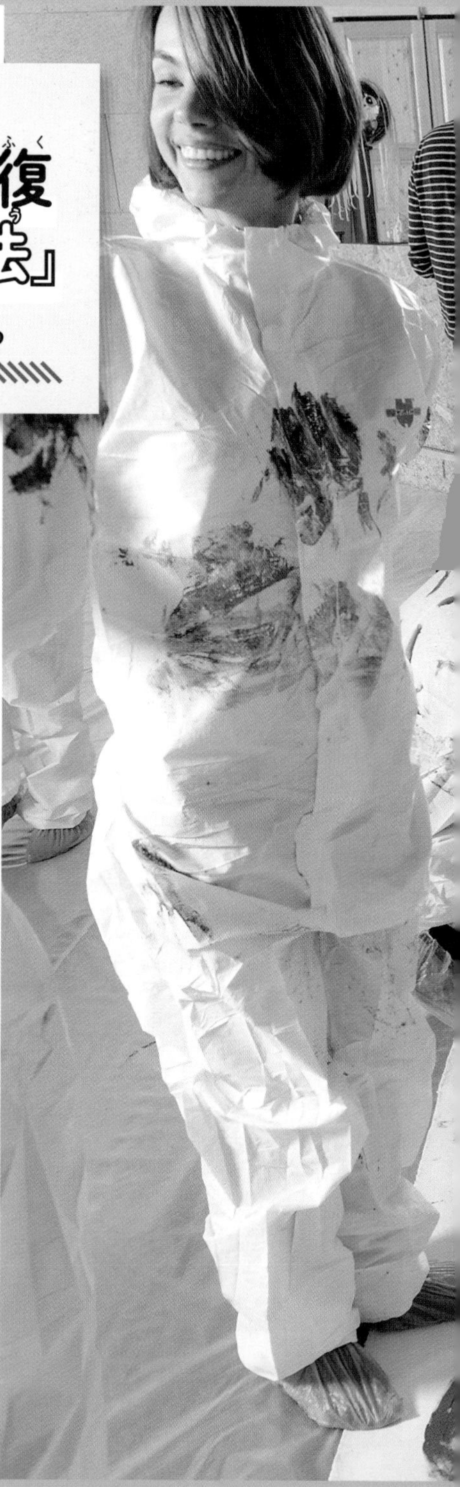

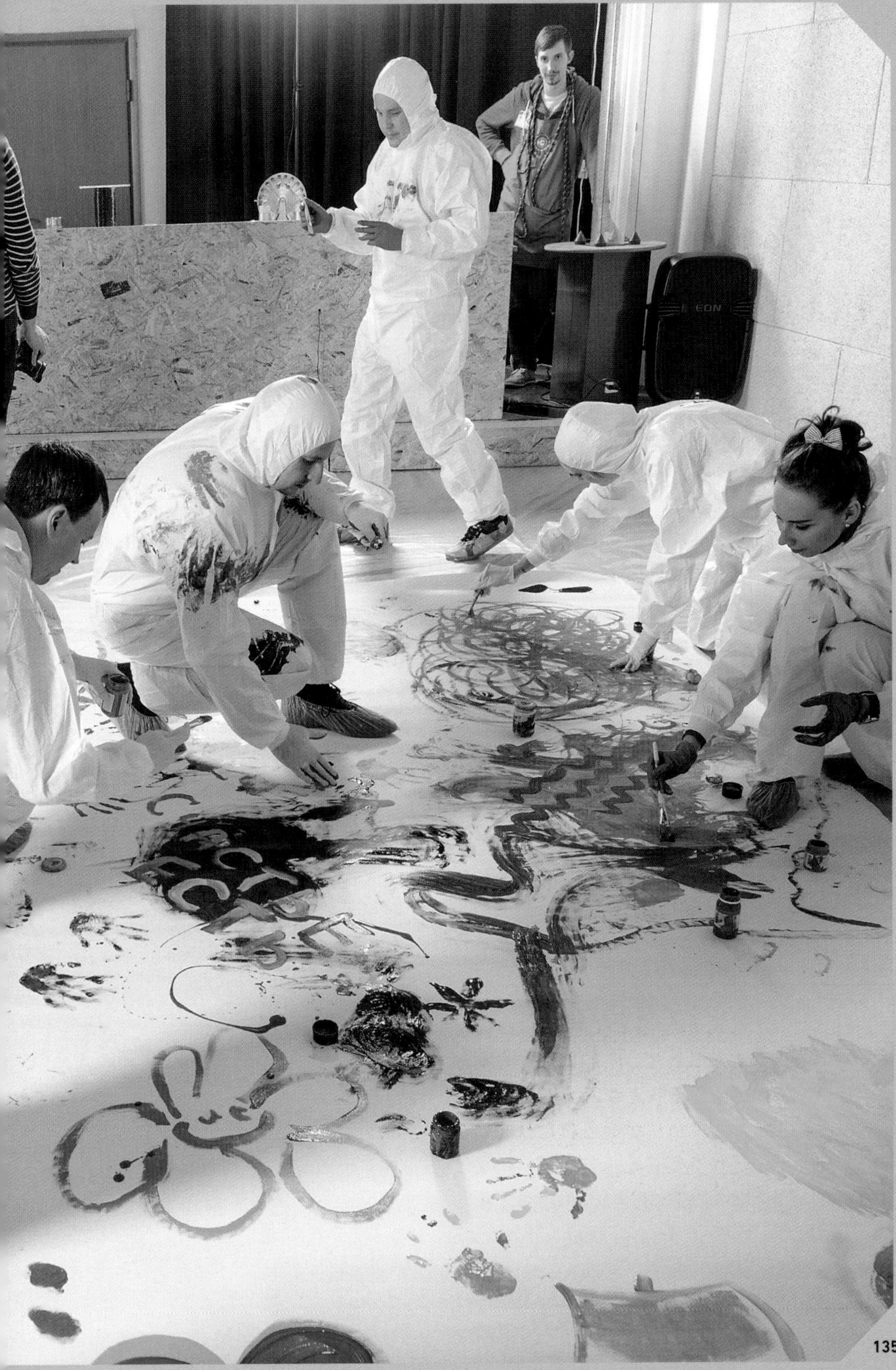
EON

体内《たいない》のしくみに分子《ぶんし》レベルではたらく『薬物療法《やくぶつりょうほう》』

飲酒《いんしゅ》の欲求《よっきゅう》をおさえる薬《くすり》も登場《とうじょう》している

薬《やく》物療法《ぶつりょうほう》は，症状《しょうじょう》をもたらす体《たい》内《ない》のしくみに分子《ぶんし》レベルで作用《さよう》する，とても効果的《こうかてき》な治療法《ちりょうほう》です。ここでは，「抗《こう》うつ薬《やく》」「睡眠《すいみん》薬《やく》」「抗酒薬《こうしゅやく》」について紹介《しょうかい》します。

抗《こう》うつ薬《やく》には，うつ状態《じょうたい》のさまざまな症状《しょうじょう》を改善《かいぜん》させる作用《さよう》があります。気分《きぶん》の改善《かいぜん》，不安《ふあん》や焦燥《しょうそう》をおさえる，意欲《いよく》の増進《ぞうしん》，睡眠障《すいみんしょう》害《がい》や食欲不振《しょくよくふしん》の改善《かいぜん》といった作用《さよう》です。**抗《こう》うつ薬《やく》は，投与《とうよ》されてから効果《こうか》が生《しょう》じるまでに，数日《すうじつ》から1週間《しゅうかん》の期間《きかん》が必要《ひつよう》です。**

睡眠薬《すいみんやく》は，不眠症状《ふみんしょうじょう》を示《しめ》す精神《せいしん》疾患一般《しっかんいっぱん》に用《もち》いられる薬剤《やくざい》です。不眠《ふみん》が強《つよ》い場合《ばあい》や，興奮《こうふん》している患者《かんじゃ》を急速《きゅうそく》に入眠《にゅうみん》させる場合《ばあい》に，静脈注射《じょうみゃくちゅうしゃ》で使《つか》われる睡眠薬《すいみんやく》もあります。

アルコール依存症《いぞんしょう》の治療《ちりょう》に使《つか》われる抗酒薬《こうしゅやく》は，体内《たいない》でアルコールが無害化《むがいか》されるのをおさえる作用《さよう》があります。抗酒薬《こうしゅやく》を服用《ふくよう》していると，患者《かんじゃ》がお酒《さけ》を飲《の》んだ場合《ばあい》に，二日酔《ふつかよ》いの原因《げんいん》となる「アセトアルデヒド」が体内《たいない》に残《のこ》ります。このため患者《かんじゃ》は，断酒《だんしゅ》の意志《いし》を強《つよ》くすることができます。最近《さいきん》は，飲《いん》酒《しゅ》の欲求《よっきゅう》をおさえる薬《くすり》も治療《ちりょう》に使《つか》われています。

薬《くすり》で症状《しょうじょう》を改善《かいぜん》する

薬物療法《やくぶつりょうほう》は，大《おお》きな効果《こうか》が期待《きたい》できる一方《いっぽう》で，副作用《ふくさよう》が出《で》ることもあります。必《かなら》ず医師《いし》の指示《しじ》にしたがって服用《ふくよう》しましょう。

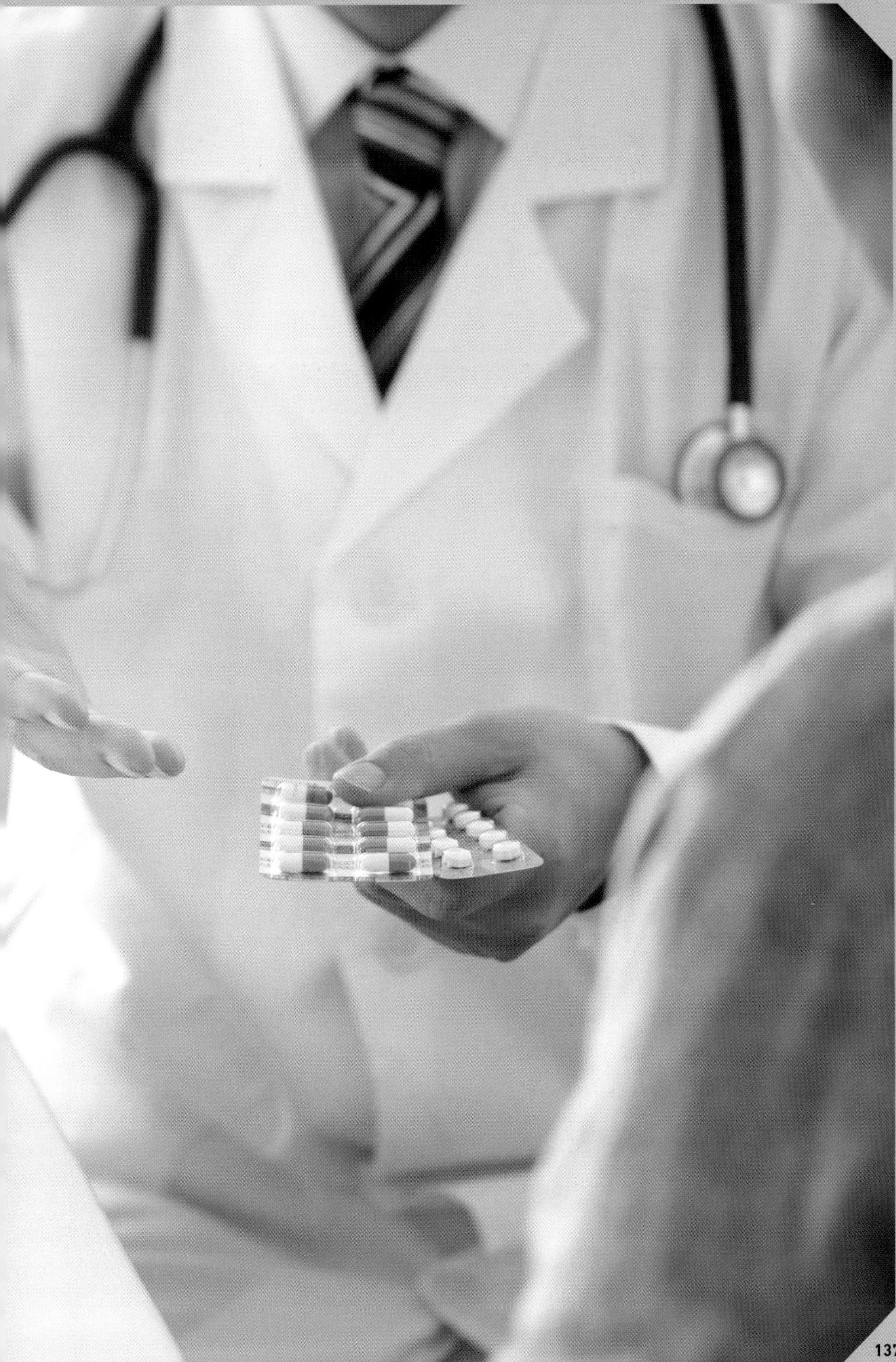

Column

コーヒーブレーク

「心《こころ》の病《やまい》かも……」と思《おも》ったら

どこに相談《そうだん》すればいいい?

国《くに》や地方自治体《ちほうじちたい》の相談機関《そうだんきかん》	保健所《ほけんしょ》・保健《ほけん》センター， 精神保健福祉《せいしんほけんふくし》センター，児童相談所《じどうそうだんじょ》など
医療機関《いりょうきかん》	精神科診療所《せいしんかしんりょうじょ》，精神科病院《せいしんかびょういん》， 総合的《そうごうてき》な病院《びょういん》の精神科《せいしんか》
学校内《がっこうない》の相談機関《そうだんきかん》	学校《がっこう》のスクールカウンセラー，大学《だいがく》の学生相談室《がくせいそうだんしつ》， 保健管理《ほけんかんり》センター，付属相談機関《ふぞくそうだんきかん》
社会人《しゃかいじん》のための相談機関《そうだんきかん》	企業内健康管理《きぎょうないけんこうかんり》センター／相談室《そうだんしつ》， EAP（従業員支援《じゅうぎょういんしえん》プログラム）専門機関《せんもんきかん》， 働《はたら》く人《ひと》のメンタルヘルス・ポータルサイト「こころの耳《みみ》」

自《じ》分《ぶん》が心《こころ》の病《やまい》かもしれないと思《おも》ったら，できるだけ早《はや》く医師《いし》の診断《しんだん》を受《う》けましょう。**多《おお》くの精神疾患《せいしんしっかん》は，放置《ほうち》すると症状《しょうじょう》が悪化《あっか》してしまいます。早期発見《そうきはっけん》が，治療《ちりょう》に効果的《こうかてき》であることがほとんどです。**

また，誤《あやま》った自己判断《じこはんだん》だけにとどまってしまうと，「精神《せいしん》の病気《びょうき》かもしれない」という不安《ふあん》や偏見《へんけん》だけを強《つよ》めてしまう危険性《きけんせい》があります。もしも心《こころ》当《あ》たりがあるならば，必《かなら》ず医師《いし》への受診《じゅしん》を検討《けんとう》しましょう。

心《こころ》の病《やまい》は，いつ，だれの身《み》におきても不思議《ふしぎ》ではありません。心《こころ》の問題《もんだい》を抱《かか》えたときのために，地域《ちいき》や学校《がっこう》などには相談窓口《そうだんまどぐち》があります。最近《さいきん》は，電話《でんわ》やチャットで気軽《きがる》に相談《そうだん》できるサービスもあります。少《すこ》しでも不安《ふあん》があったり，つらい気持《きも》ちになったりしたら，ぜひ問《と》い合《あ》わせてみてください。

こんなときはどうする?

自殺《じさつ》を考《かんが》えてしまった	電話相談《でんわそうだん》：いのちの電話《でんわ》，いのち支《ささ》える相談窓口《そうだんまどぐち》 SNS相談《そうだん》：生《い》きづらびっと
こころの健康《けんこう》について相談《そうだん》したい，悩《なや》みを聞《き》いてほしい	電話相談《でんわそうだん》：こころの健康相談統一《けんこうそうだんとういつ》ダイヤル， よりそいホットライン， チャイルドライン（18歳以下対象《さいいかたいしょう》）， 子供《こども》のSOS相談窓口《そうだんまどぐち》， 子《こ》どもの人権《じんけん》110番《ばん》 SNS相談《そうだん》：こころのほっとチャット， BONDプロジェクト10代《だい》20代《だい》の女《おんな》の子《こ》専用《せんよう》LINE相談《そうだん》， チャイルドライン支援《しえん》センター（18歳以下対象《さいいかたいしょう》）
どこに相談《そうだん》すべきかわからない	こころの情報《じょうほう》サイト

おわりに

これで「心《こころ》の病《やまい》」はおわりです。いかがでしたか。

プロローグのグラフで示《しめ》したように，現在《げんざい》は12歳以上《さいいじょう》の半数《はんすう》近《ちか》くが，悩《なや》みやストレスを抱《かか》えているといいます。心《こころ》の病《やまい》は風邪《かぜ》などと同《おな》じくらい，身近《みぢか》な病気《びょうき》ともいえるのです。

それなのに，日本《にほん》では心《こころ》の病《やまい》による医療機関《いりょうきかん》の受診率《じゅしんりつ》が低《ひく》いという調査結果《ちょうさけっか》があります。また，同調査《どうちょうさ》のアンケートでは，半《はん》数近《すうちか》くの人《ひと》が，「受診《じゅしん》したことを友人《ゆうじん》に知《し》られるのは恥《は》ずかしい」と答《こた》えたといいます。

オーストラリアでは小学校《しょうがっこう》で認知行動療法《にんちこうどうりょうほう》が教《おし》えられており，心《こころ》の病《やまい》への国民《こくみん》の意識《いしき》が高《たか》い国《くに》として知《し》られています。私《わたし》たちが正《ただ》しい知識《ちしき》を身《み》につけ，自分《じぶん》やまわりの人《ひと》の苦痛《くつう》に寄《よ》りそうことで，心《こころ》の病《やまい》に対《たい》する意識《いしき》が変《か》わってくるかもしれません。

この本《ほん》が，心《こころ》の病《やまい》への理解《りかい》を深《ふか》めるきっかけになりましたら，とてもうれしく思《おも》います。

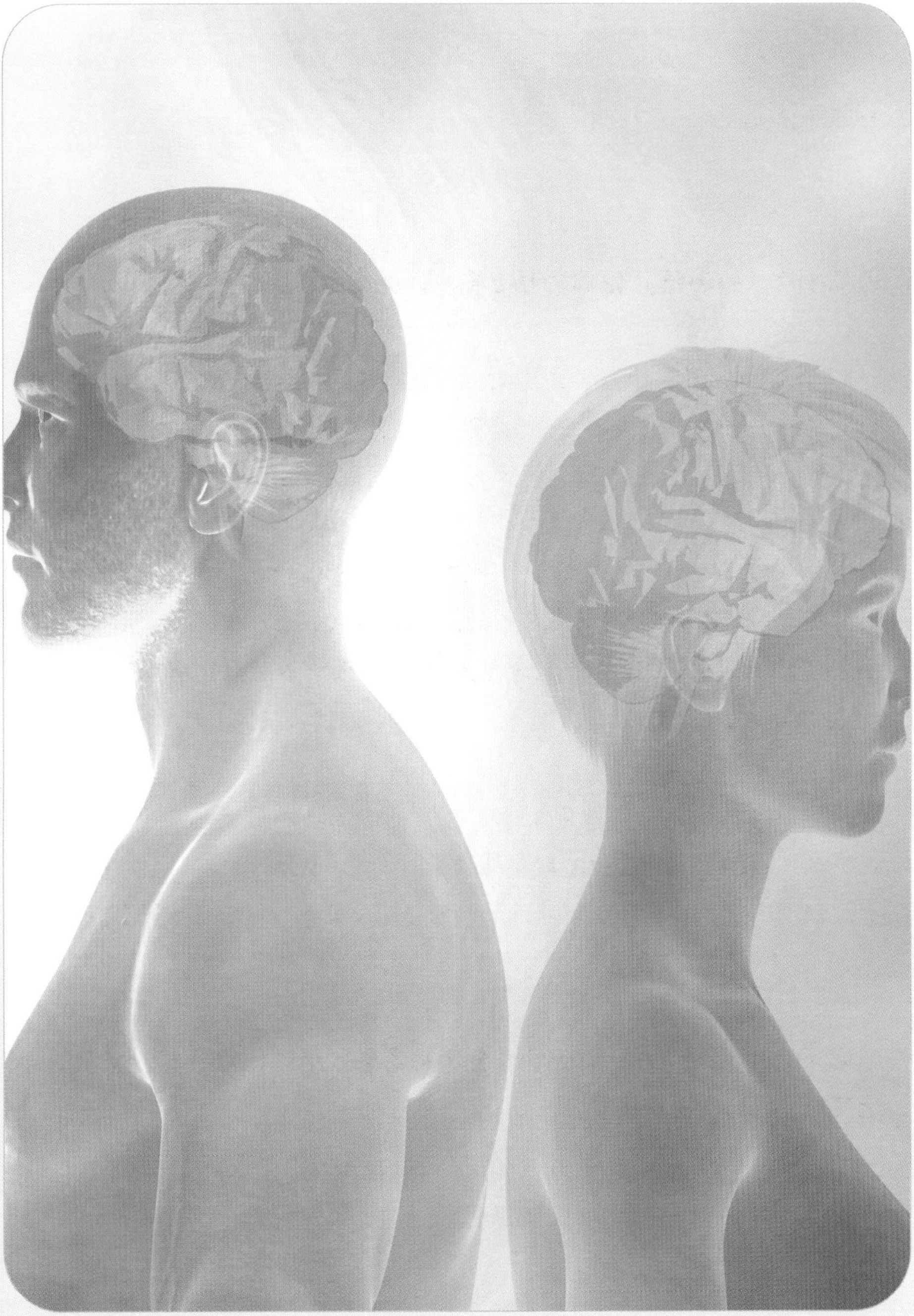

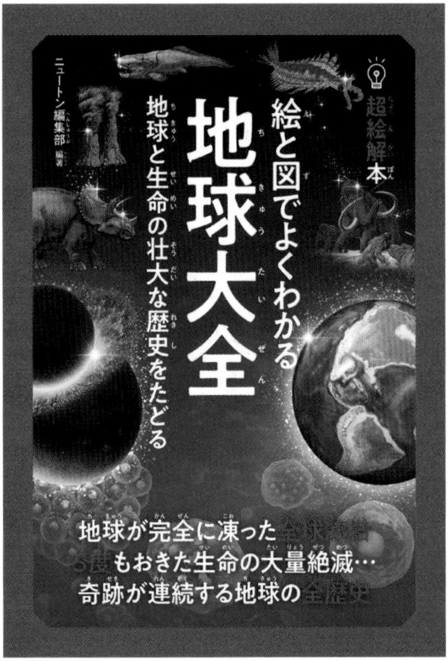

地球《ちきゅう》と生命《せいめい》の歴史《れきし》は
奇跡《きせき》の連続《れんぞく》

およそ24億年前《おくねんまえ》
地球《ちきゅう》が完全《かんぜん》に凍《こお》りついた!

私《わたし》たちの祖先《そせん》は
5度《ど》もおきた大量絶滅《たいりょうぜつめつ》を
どう生《い》きのびた?

—— 目次《もくじ》(抜粋《ばっすい》) ——

Staff

Editorial Management	中村真哉
Cover Design	秋廣翔子
Design Format	宮川愛理
Editorial Staff	上月隆志，佐藤貴美子

Photograph

8-9	JP trip landscape DL/stock.adobe.com
11	Vector Rocket/stock.adobe.com
13,16-17	zakalinka/stock.adobe.com
22	Jacek Chabraszewski/stock.adobe.com
23	krakenimages.com/stock.adobe.com
25	Monster Ztudio/stock.adobe.com
33	beeboys/stock.adobe.com
35	emerald_media/stock.adobe.com
36	fizkes/stock.adobe.com
37	Queso/stock.adobe.com
40-41	Ulia Koltyrina/stock.adobe.com
49	arthurhidden/stock.adobe，com,Mihail/stock.adobe.com
51	Parilov/stock.adobe.com
52-53	DisobeyArt/stock.adobe.com
56-57	kasipat/stock.adobe.com
63	Eiki Photography/stock.adobe.com, metamorworks/stock.adobe.com
64-65	nancy10/stock.adobe.com
66-67	artrachen/stock.adobe.com
72	Kana Design Image/stock.adobe.com
73	Eiki Photography/stock.adobe.com
75	metamorworks/stock.adobe
77	deagreez/stock.adobe.com
79	greenvector/stock.adobe.com
84	ucchie79/stock.adobe.com
85	thanakorn/stock.adobe.com
89	akg-images/アフロ
94-95	Yoshinori Okada/stock.adobe.com
96	arkgarden/stock.adobe.com
97	Владимир Лис/stock.adobe.com
98	Monkey Business/stock.adobe.com
105	New Africa/stock.adobe.com
111	lordn/stock.adobe.com
121	progat/stock.adobe.com，Dusan Petkovic/shutterstock.com，mapo/stock.adobe.com
123	pict rider/stock.adobe.com，progat/stock.adobe.com
125	Pixel-Shot/shutterstock.com
128-129	Dusan Petkovic/shutterstock.com
130-131	mapo/stock.adobe.com
132-133	Zoran Zeremski/stock.adobe.com
134-135	Alamy/PPS
137	Kazoka303030/stock.adobe.com
138-139	Studio Trinity/stock.adobe.com

Illustration

表紙カバー	Newton Press
表紙	Newton Press
2	Newton Press
7	Newton Press
9〜10	Newton Press
13	Newton Press
14-15	Newton Press（©kumiko.muramatsu「PHQ-9日本語版 2018版」出典: Muramatsu K, et al. General Hospital Psychiatry. 52: 64-69,2018.）
18-19	Newton Press（credit①を加筆改変）
21	Newton Press
26〜29	Newton Press
31	Newton Press（credit①を加筆改変）
38-39	Newton Press
42-43	Newton Press
45	Newton Press，奥田清桐
46-47	Newton Press
48	奥田清桐
53〜55	Newton Press
59〜61	Newton Press
63〜64	Newton Press
69	Newton Press
71	Newton Press
81	Newton Press，木下真一郎・Newton Press（credit②をもとにそれぞれ作成）
82-83	Newton Press
86-87	Newton Press
90-91	Newton Press
93	Newton Press
100〜103	Newton Press
106-107	Newton Press
108-109	木下真一郎・Newton Press（credit②をもとにそれぞれ作成）
112〜117	Newton Press
119	Newton Press
126-127	Newton Press
141	Newton Press

credit①：BodyParts3D,Copyright© 2008 ライフサイエンス統合データベースセンター licensed by CC 表示-継承 2.1日本（http://lifesciencedb.jp/bp3d/info/license/index.html）

credit②：PDB ID:1SGZ，1MWP，1IYT，5FN2

初出記事へのご協力者（敬称略）：
安藤寿康（慶應義塾大学文学部人文社会学科教授）／樫村正美（常磐大学人間科学部准教授）／蟹江絢子（国立精神・神経医療研究センター認知行動療法センター客員研究員）／仮屋暢聡（まいんずたわーメンタルクリニック院長）／功刀 浩（帝京大学医学部附属病院メンタルヘルス科／デイケア科長・主任教授）／西道隆臣（理化学研究所脳神経科学研究センター神経老化制御研究チームリーダー）／鶴身孝介（京都大学医学部附属病院デイ・ケア診療部助教）／松田 修（上智大学総合人間科学部心理学科教授）

本書は主に，ニュートンライト2.0『精神の病気』，ニュートン別冊『精神科医が語る精神の病気 増補第2版』，ニュートン別冊『脳とは何か改訂第2版』，『ニュートン式超図解 最強にわかる!!精神の病気』，Newton2020年10月号『精神の病気の取扱説明書』の一部記事を抜粋し，大幅に加筆・再編集したものです。

超《ちょう》絵《え》解《かい》本《ぼん》

悩《なや》みの多《おお》い現代《げんだい》に必須《ひっす》の知識《ちしき》

絵《え》と図《ず》でよくわかる心《こころ》の病《やまい》

2023年7月10日発行

発行人　高森康雄
編集人　中村真哉
発行所　株式会社 ニュートンプレス
〒112-0012東京都文京区大塚3-11-6
https://www.newtonpress.co.jp

ISBN978-4-315-52709-4